傅山丹功导引经典传承系列之一

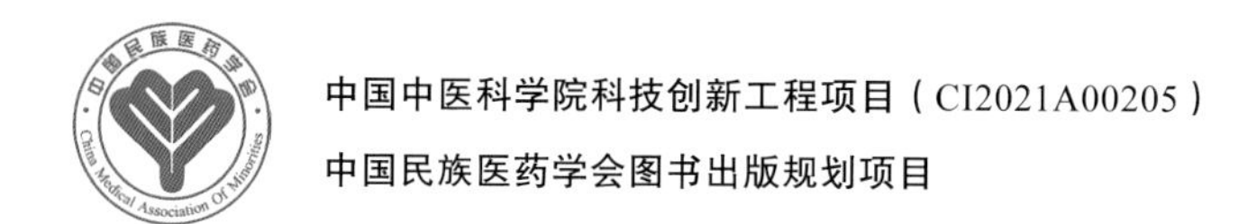

中国中医科学院科技创新工程项目（CI2021A00205）

中国民族医药学会图书出版规划项目

傅山手录
《丹亭真人卢祖师养真秘笈》
校释

主　编　张明亮

副主编　代金刚　李利民

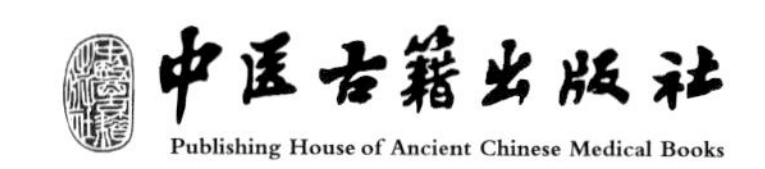

图书在版编目（CIP）数据

傅山手录《丹亭真人卢祖师养真秘笈》校释 / 张明亮主编 . — 北京：中医古籍出版社，2024.6

ISBN 978-7-5152-2831-0

Ⅰ . ①傅… Ⅱ . ①张… Ⅲ . ①养生（中医）—古籍—注释 Ⅳ . ① R212

中国国家版本馆 CIP 数据核字（2024）第 078925 号

傅山手录《丹亭真人卢祖师养真秘笈》校释
张明亮 主编

出 版 人 李 淳
责任编辑 吴 頔
封面设计 王 磊
出版发行 中医古籍出版社
社 址 北京市东城区东直门内南小街 16 号（100700）
电 话 010-64089446（总编室）010-64002949（发行部）
网 址 www.zhongyiguji.com.cn
印 刷 廊坊市靓彩印刷有限公司
开 本 787mm×1092mm 1/16
印 张 17.25 彩插 16 面
字 数 230 千字
版 次 2024 年 6 月第 1 版 2024 年 6 月第 1 次印刷
书 号 ISBN 978-7-5152-2831-0
定 价 88.00 元

傅山手录
《丹亭真人卢祖师养真秘笈》校释

编辑委员会

主　编

张明亮

副主编

代金刚　李利民

参与编写人员

张世炜　田文彬　谢继鼎

刘京昆　张元月

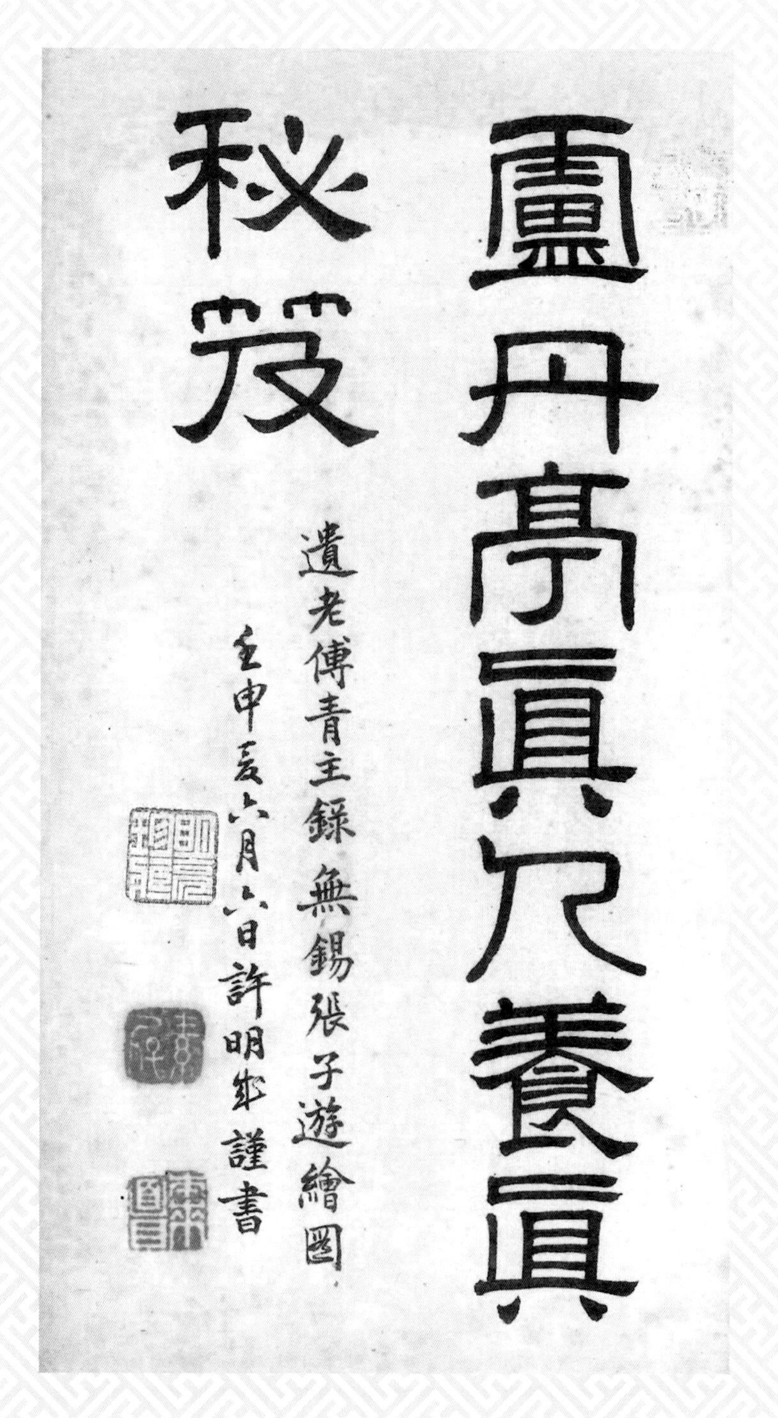

卢丹亭真人养真秘笈许明成手题

丹医子按：本图系根据现藏于台湾某图书馆的傅山录《丹亭真人卢祖师养真秘笈》手抄原本中所附之图扫描修制而成。图中题字：卢丹亭真人养真秘笈，遗老傅青主录，无锡张子游绘图，壬申夏六月六日许明成谨书。

自西漢以迄茲今上下數千載或散布
於人寰或珍襲於天府或晦迹於遐
方或殘缺於異代第恨不得窮搜
而遍讀之以觀古人之用心耳
筠厂莊茲書數篇分類此為首
篇附有圖說確為明季佳抄本
焉
丙寅十月念又三日
禮亭記

礼亭手书《题记》

丹医子按：本图系根据现藏于台湾某图书馆的傅山录《丹亭真人卢祖师养真秘笈》手抄原本中所附之图扫描修制而成，原本分一页又二列，为方便阅读今合二为一，特此说明。图中文字如下：自西汉以迄兹今，上下数千载，或散布于人寰，或珍袭于天府，或晦迹于遐方，或残缺于异代，第恨不得穷搜而遍读之，以观古人之用心耳。筠厂庄兹书数篇分类，此为首篇，附有图说，确为明季佳抄本焉——丙寅十月念又三日，礼亭记。

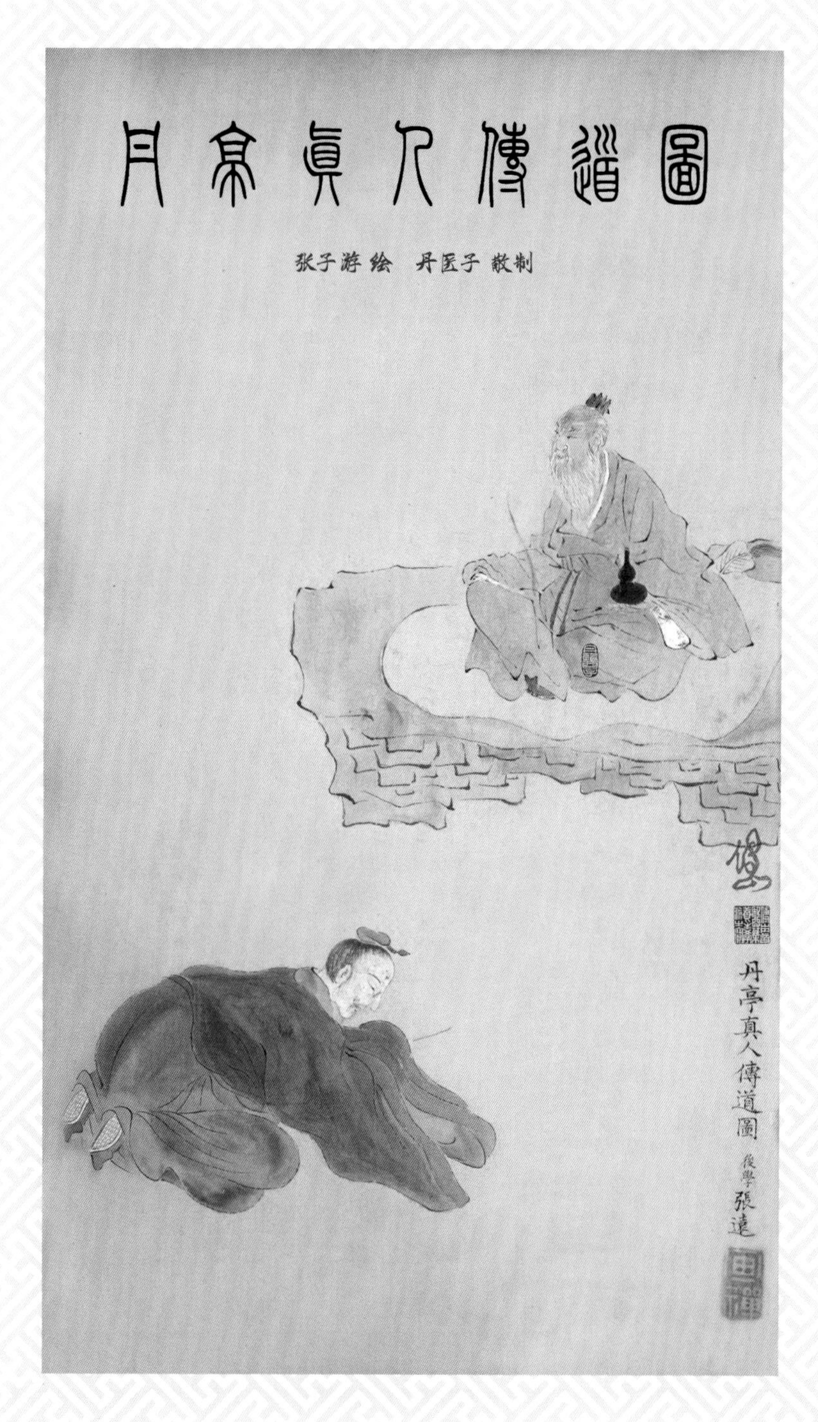

丹亭真人传道图

丹医子按：本图系根据现藏于台湾某图书馆的傅山录《丹亭真人卢祖师养真秘笈》手抄原本中所附之图扫描修制而成，图中“丹亭真人传道图”七个大字为笔者所加，特此说明。原图落款为“丹亭真人传道图，后学张远”。另，张远，即彩页 1 中的张子游。

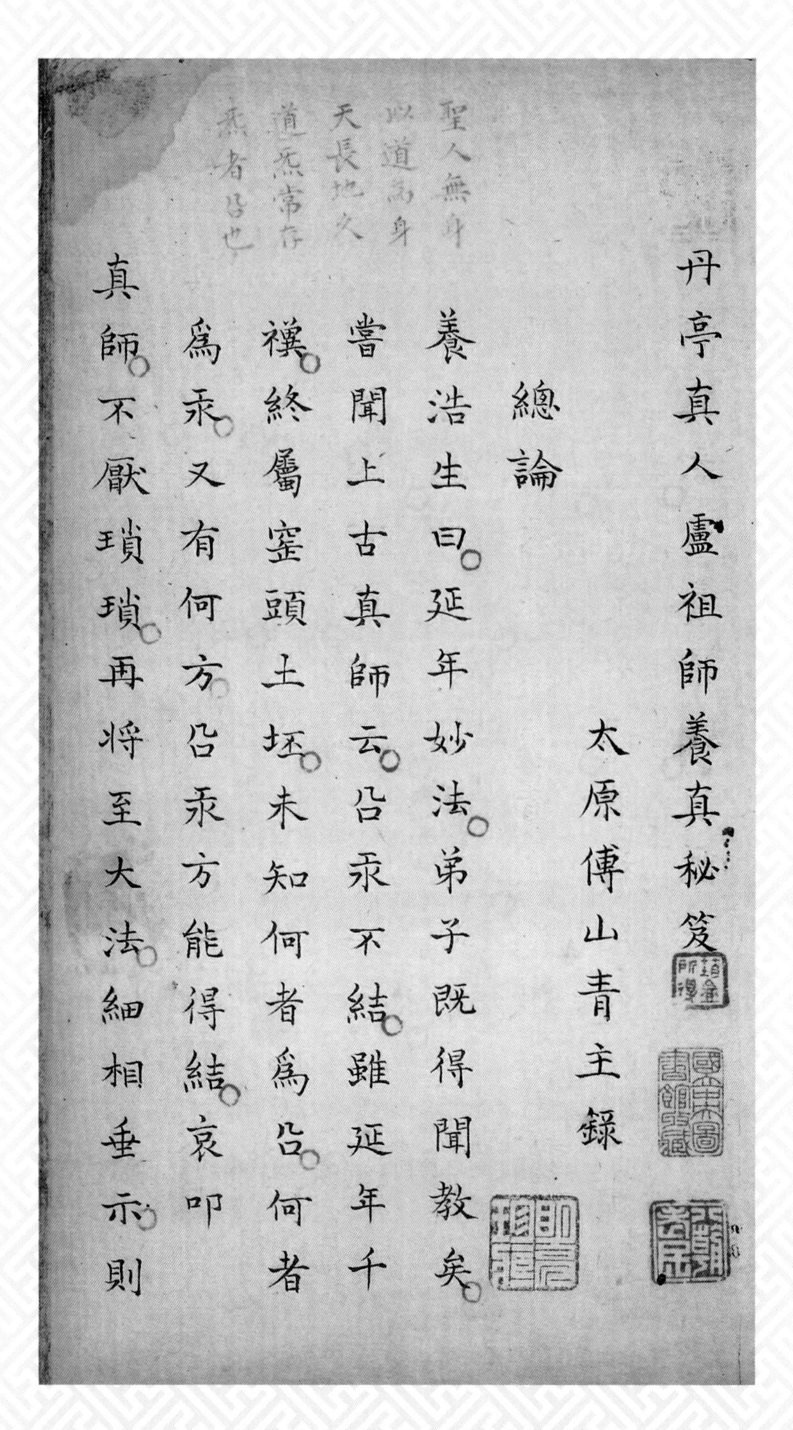

丹亭真人盧祖師養真秘笈

太原傅山青主録

聖人無身
以道為身
天長地久
道炁常存
炁者呂也

總論

養浩生曰：延年妙法，弟子既得聞教矣。嘗聞上古真師云：呂乘不結，雖延年千禩，終屬窒頭土坯。未知何者為呂？何者為乘？又有何方，呂乘方能得結？哀叩真師，不厭瑣瑣，再將至大法，細相垂示，則

傅山录《丹亭真人卢祖师养真秘笈》首页书影

丹医子按：原书藏于台湾某图书馆。

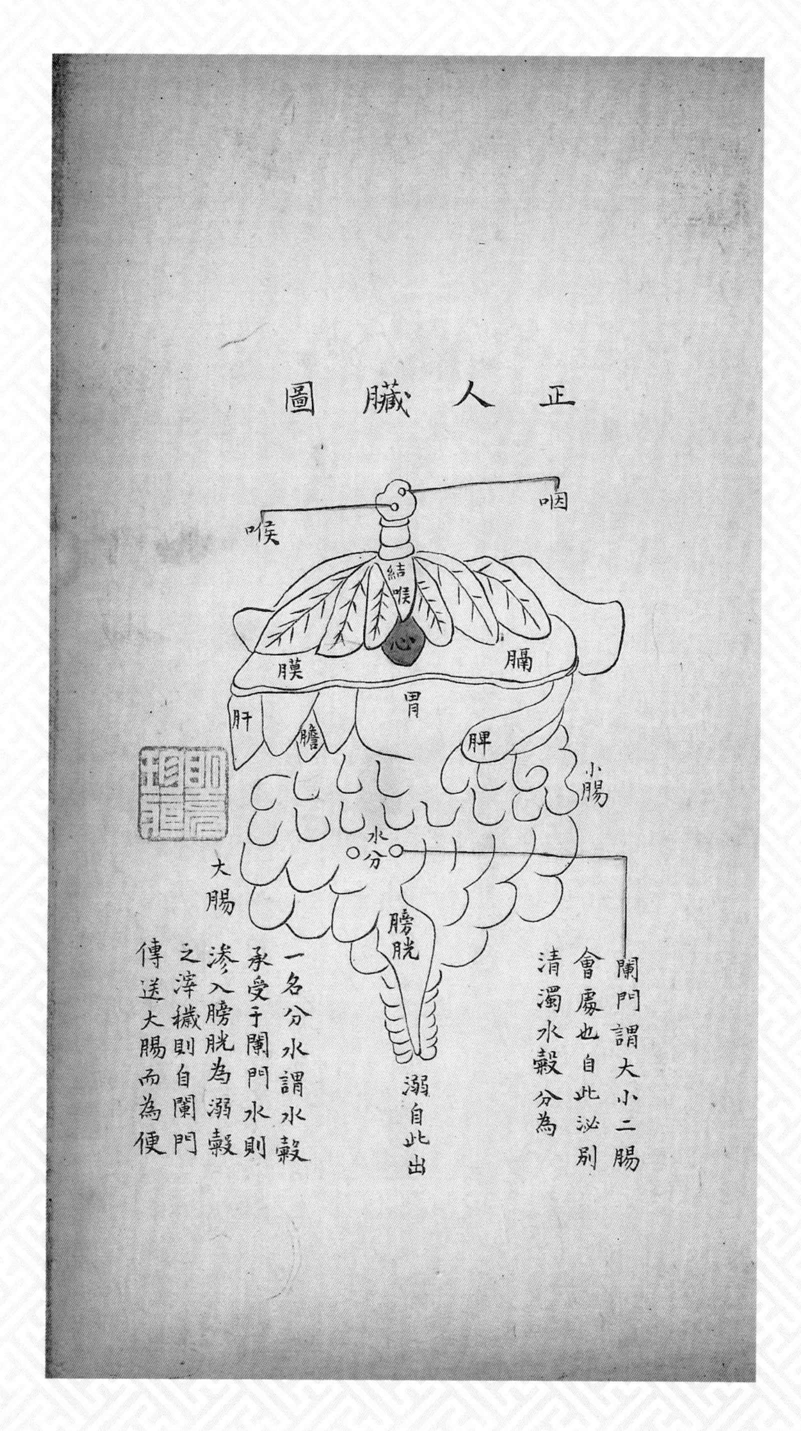

傅山录《丹亭真人卢祖师养真秘笈》正人脏图

丹医子按：本图系根据现藏于台湾某图书馆的傅山录《丹亭真人卢祖师养真秘笈》手抄原本中所附之图扫描修制而成。

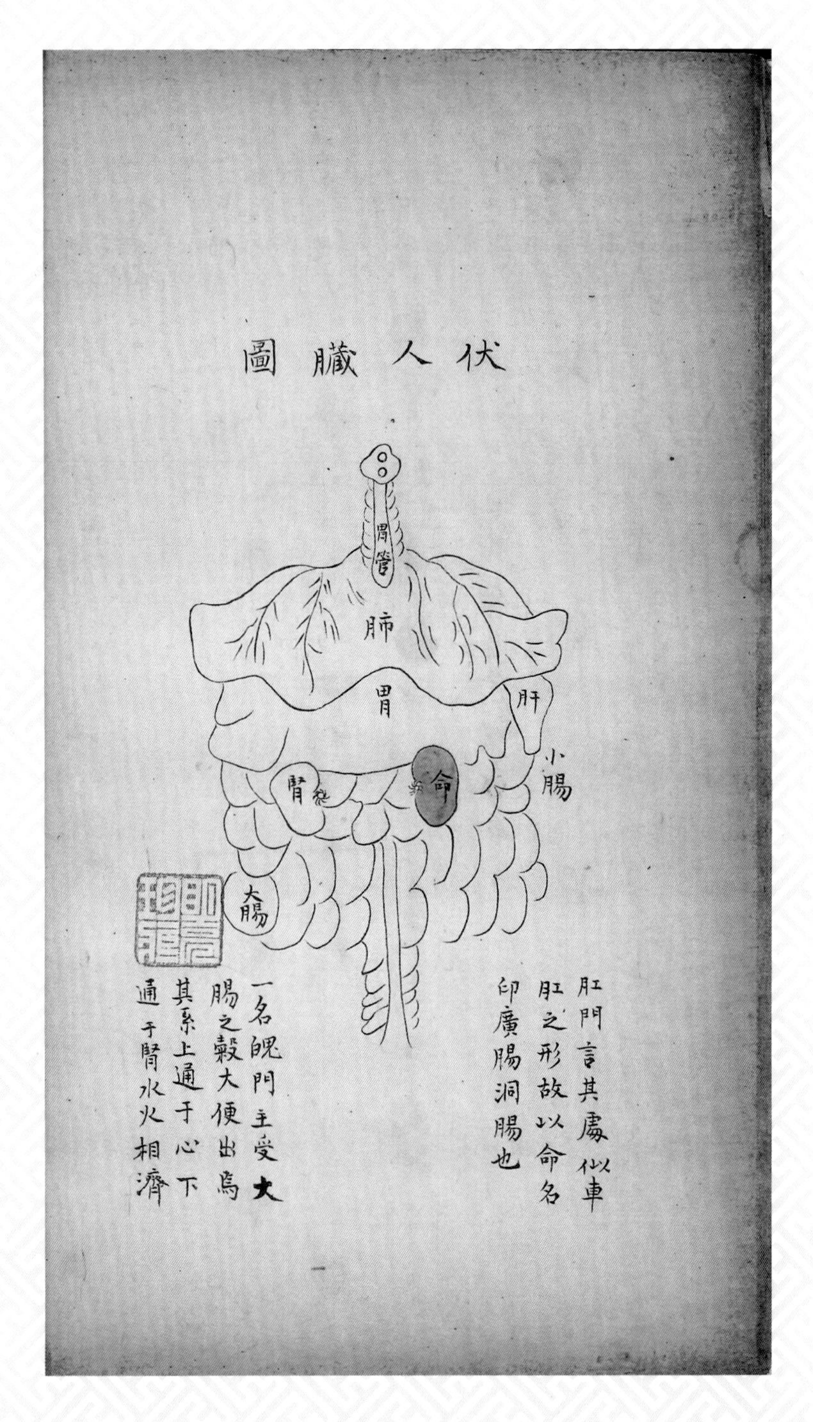

傅山录《丹亭真人卢祖师养真秘笈》伏人脏图

丹医子按：本图系根据现藏于台湾某图书馆的傅山录《丹亭真人卢祖师养真秘笈》手抄原本中所附之图扫描修制而成。

傅山录《丹亭真人卢祖师养真秘笈》

周天数息卦爻图

丹医子 敬制

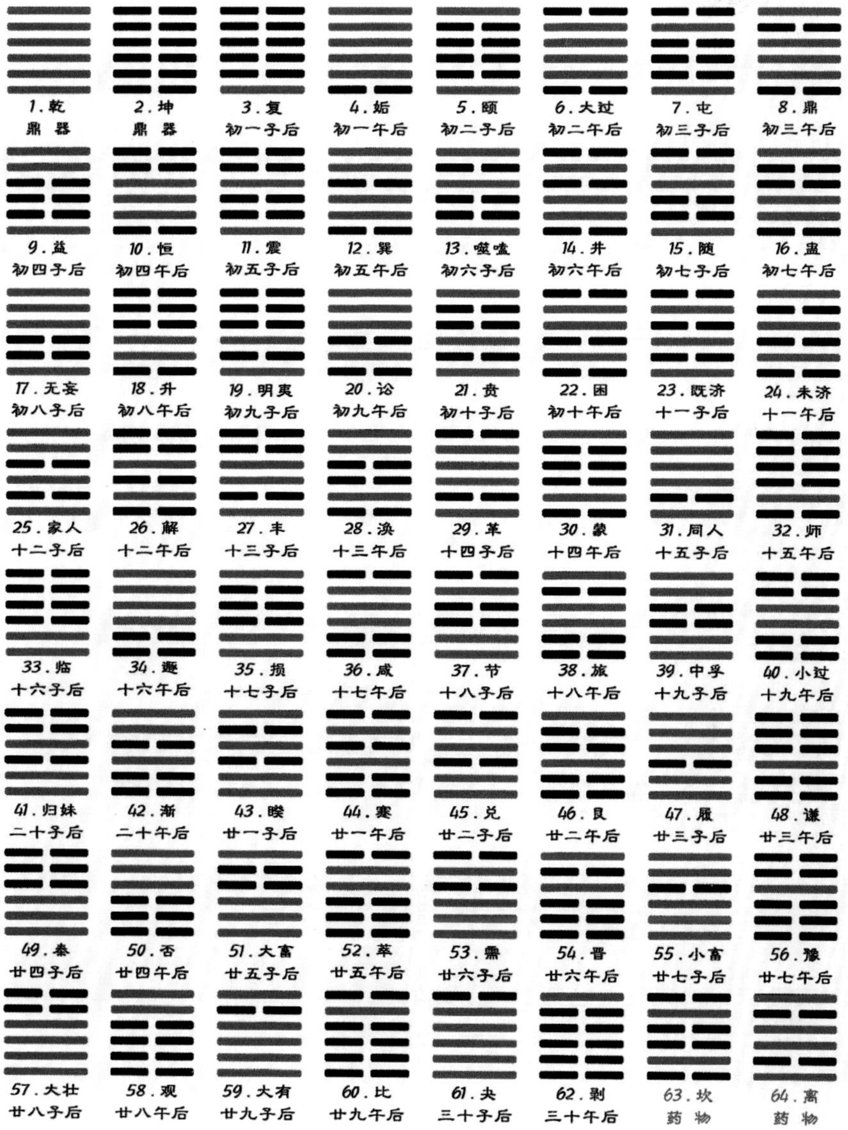

1.乾 鼎 器	2.坤 鼎 器	3.复 初一子后	4.姤 初一午后	5.颐 初二子后	6.大过 初二午后	7.屯 初三子后	8.鼎 初三午后
9.益 初四子后	10.恒 初四午后	11.震 初五子后	12.巽 初五午后	13.噬嗑 初六子后	14.井 初六午后	15.随 初七子后	16.蛊 初七午后
17.无妄 初八子后	18.升 初八午后	19.明夷 初九子后	20.讼 初九午后	21.贲 初十子后	22.困 初十午后	23.既济 十一子后	24.未济 十一午后
25.家人 十二子后	26.解 十二午后	27.丰 十三子后	28.涣 十三午后	29.革 十四子后	30.蒙 十四午后	31.同人 十五子后	32.师 十五午后
33.临 十六子后	34.遯 十六午后	35.损 十七子后	36.咸 十七午后	37.节 十八子后	38.旅 十八午后	39.中孚 十九子后	40.小过 十九午后
41.归妹 二十子后	42.渐 二十午后	43.睽 廿一子后	44.蹇 廿一午后	45.兑 廿二子后	46.艮 廿二午后	47.履 廿三子后	48.谦 廿三午后
49.泰 廿四子后	50.否 廿四午后	51.大畜 廿五子后	52.萃 廿五午后	53.需 廿六子后	54.晋 廿六午后	55.小畜 廿七子后	56.豫 廿七午后
57.大壮 廿八子后	58.观 廿八午后	59.大有 廿九子后	60.比 廿九午后	61.夬 三十子后	62.剥 三十午后	63.坎 药 物	64.离 药 物

周天数息卦爻图

丹医子按：本图系根据傅山录《丹亭真人卢祖师养真秘笈》之《数息第一·周天数息卦爻法》绘制而成，方便学修者按图索骥、逐日行功，具体方法详见正文。

太原傅山青主手錄
丹亭真人盧祖師養真秘笈

積炁之方以補其虛
行炁之法以導其滯

丹醫子張明亮集
辛丑冬月十一日

积气行气要旨

丹医子按：集自傅山录《丹亭真人卢祖师养真秘笈》。

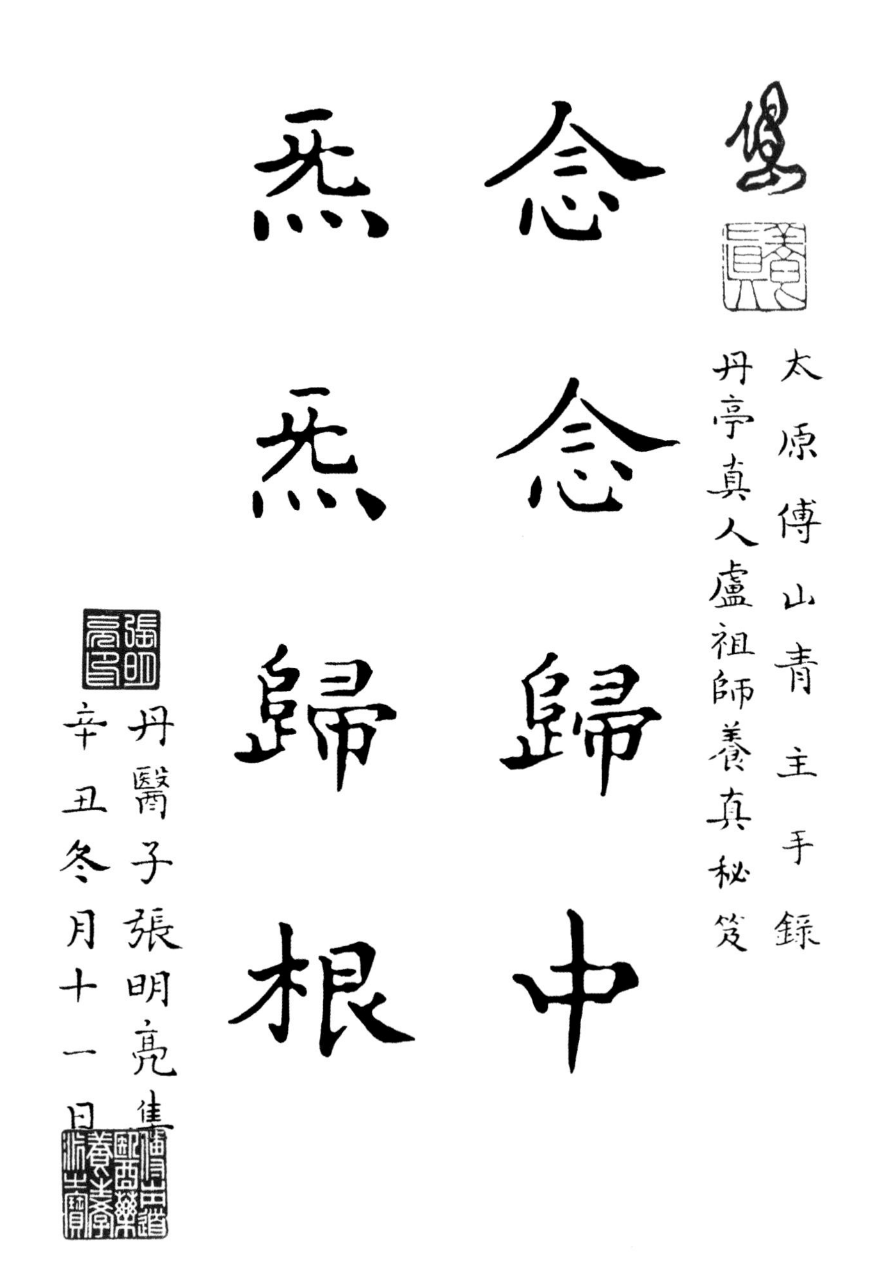

《养真秘笈》要旨

丹医子按：集自傅山录《丹亭真人卢祖师养真秘笈》。

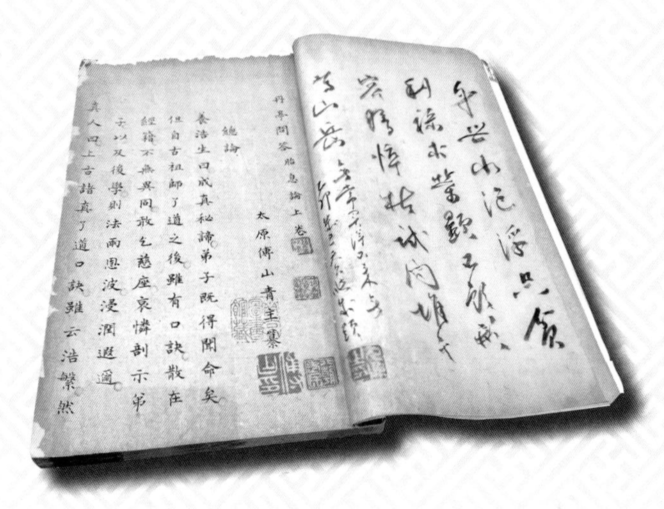

丹亭問答 胎息論上卷
太原傅山青主纂
總論
養浩生曰成真秘諦弟子既得聞命矣
但自古祖師了道之後雖有口訣散在
經籍不無異同敢乞慈座哀憐剖示弟
子以及後學則法雨恩波浸潤遐邇
真人曰上古諸真了道口訣雖云浩繁然

图为现藏于南京图书馆的孤本“太原傅山青主纂《丹亭问答·胎息论》”（陈惠娟 拍摄）

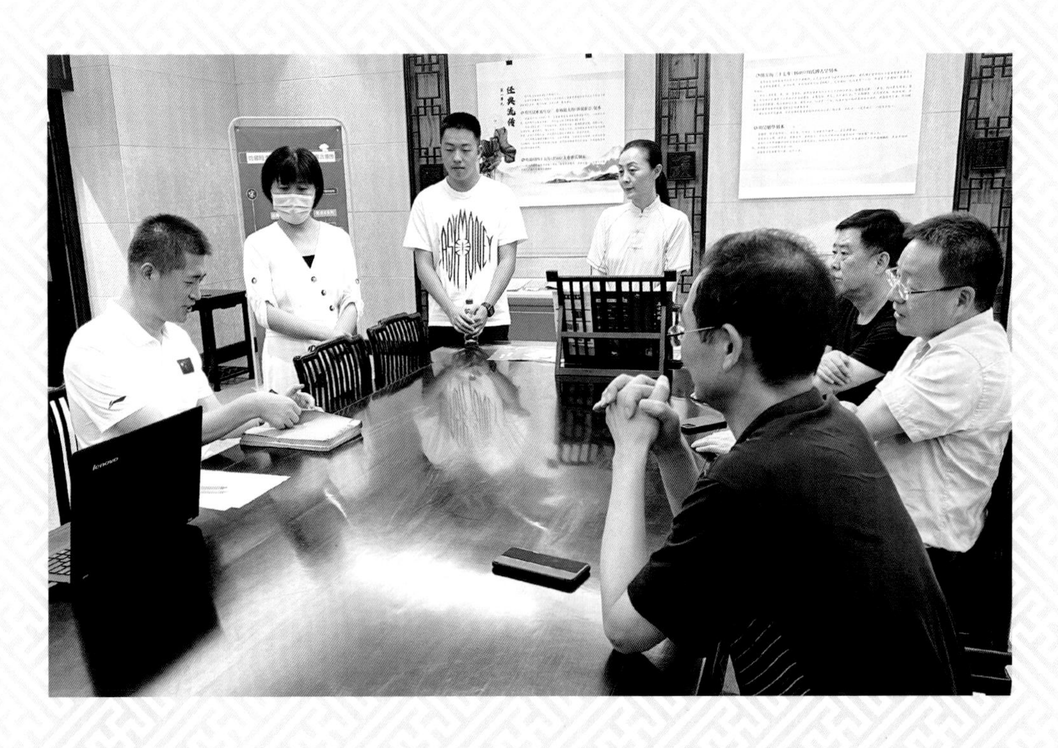

张明亮南京图书馆观赏孤本“太原傅山主纂《丹亭问答·胎息论》”。

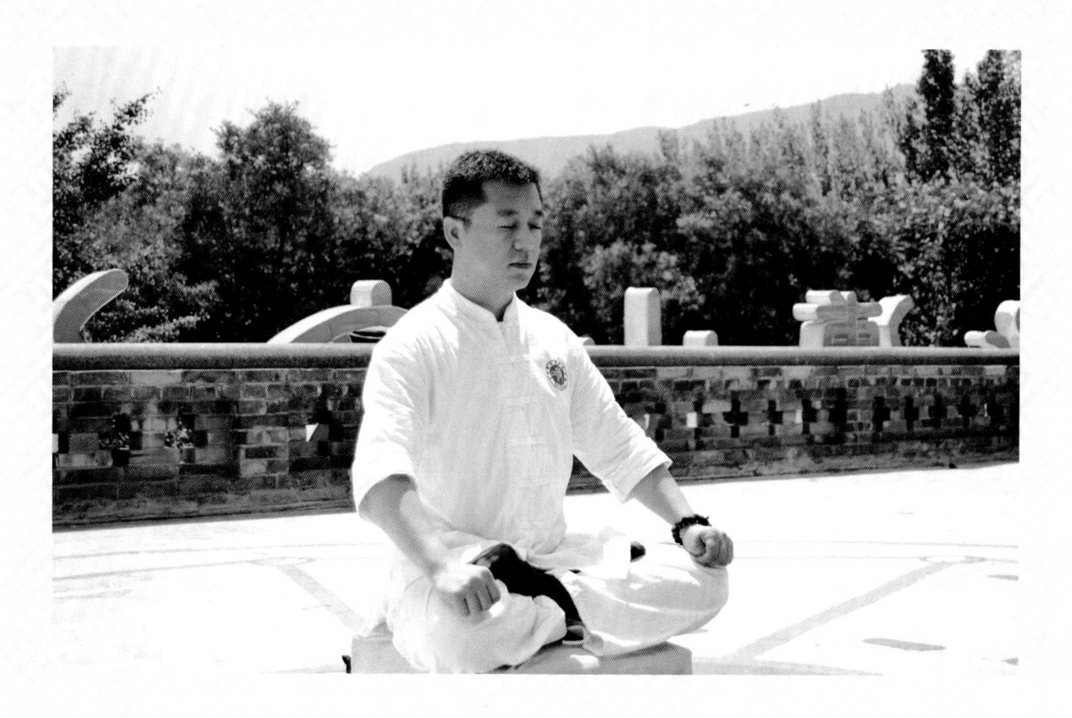

太原傅山中医传习所副所长、北京黄亭中医药研究院傅山丹医导引山西传承基地主任、本书副主编李利民中医师在太原中华傅山园习练傅山丹功导引术。

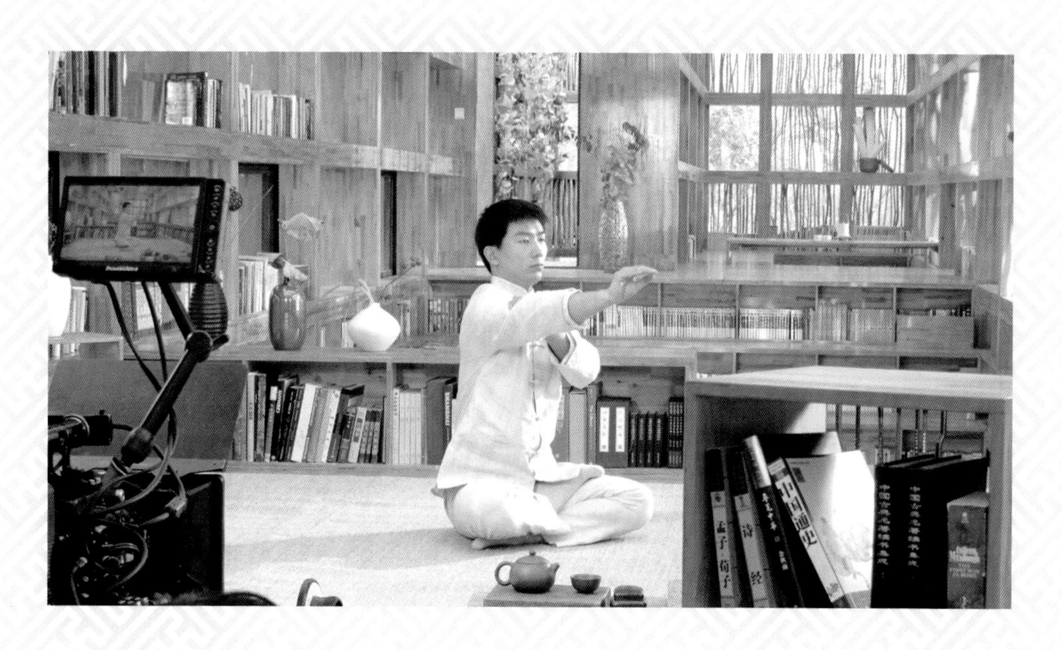

中国中医科学院医学实验中心研究员、博士生导师、本书副主编代金刚医学博士在中央电视台 CCTV4 做四季中国节气导引系列节目的录制。

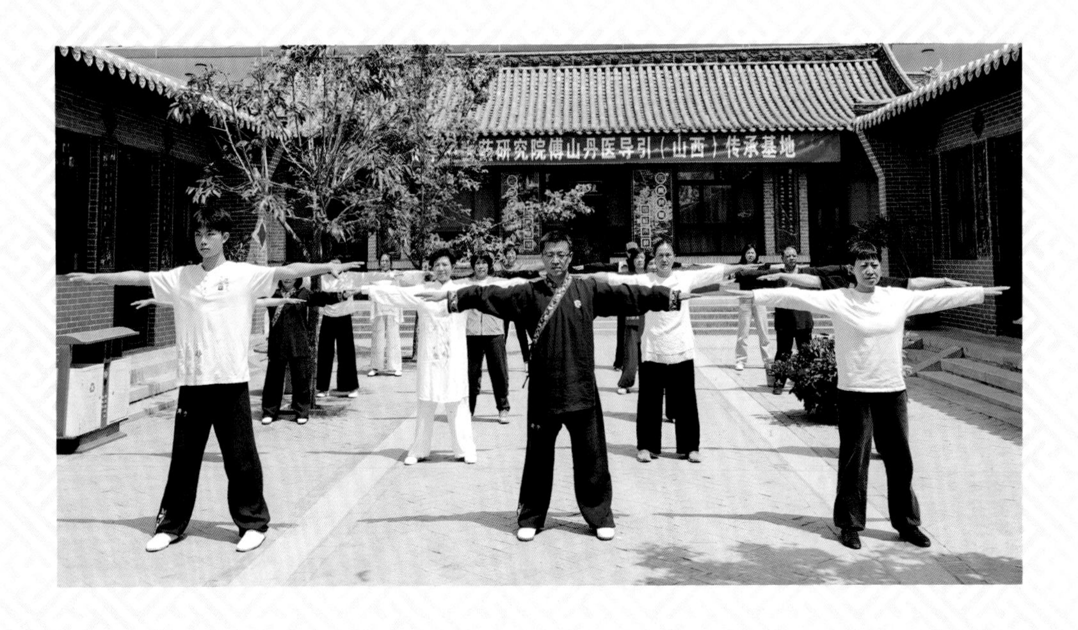

李利民（前中）、苑中娟（前右）、张世炜（前左）正带领部分来自全国各地的学员们在“北京黄亭中医药研究院傅山丹医导引（山西）传承基地”习练傅山丹医导引·四时动功。

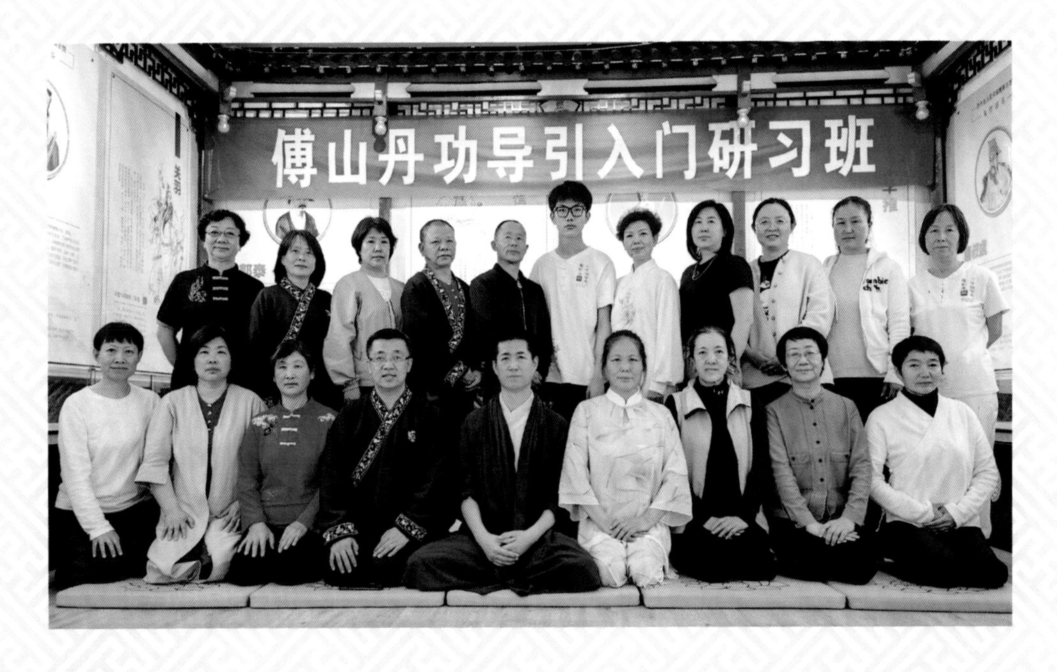

2023 年 5 月 12−14 日，首届傅山丹功导引入门研习班在太原中华傅山园举办，来自全国各地的 20 多名学员参加了面授，还有部分国内外学员参加了线上课程的学习。

前　言

《傅山手录〈丹亭真人卢祖师养真秘笈〉校释》一书（以下简称：《养真》），是我们继整理出版《傅山手录〈丹亭真人卢祖师玄谈〉校释》（以下简称：《玄谈》）之后的第二部书，也是我们首次系统整理出版的“傅山丹功导引经典传承系列”丛书的第二部书。

傅山丹功导引炼养医学体系主要分为：祛病部、延年部、成真部、了道部四大部，层层递进、次第严明，已经出版的《玄谈》一书所述的内容主要属于祛病部，而《养真》一书所述的内容主要属于成真部。

《养真》一书简明扼要又全面系统地讲述了从数息、调息，到闭息、住息、踵息，乃至胎息、无胎息的修炼方法，是傅山丹功导引炼养医学体系中最具有代表性和最核心的理论与技术，也是祛病、延年、成真、了道的具体手段与方法。《玄谈》一书则重点是对常见的三十九类疾病的病因、症候、病机的简要分析与丹功导引疗法对治法的具体阐释，是祛病、延年的具体方法与技术，也是傅山丹功导引疗法暨《养真》一书所述修炼体系与方法在临床治病中的具体运用。

如果说《养真》是“体”，而《玄谈》则为“用”；如果是自我修炼，则需先学《玄谈》，以期祛病、延年，而后再学《养真》，以期成真，乃至了道；如果作为医者或老师，则需先学《养真》，以实践与掌握傅山丹功导引疗法之完整体系，而后再学《玄谈》，才能更好地指导患者或学生运用丹功导引疗法对症练功、祛病延年。

在本书的编写出版初期，得到了台湾林老师的鼎力支持，使我们得到了现藏于台湾某图书馆的明代手抄孤本《丹亭真人卢祖师养真秘笈》原稿的多幅彩色扫描图，并在本书中首次公开了“许明成亲笔手题《卢丹亭真人养真秘笈》”一帧、“礼亭手书《题记》”一篇，以及“无锡张远所绘《丹亭真人传道图》”一幅等（部分图片详见本书前面彩色插页）。其中，由明代著名肖像画家、波臣派画法创始人曾鲸的弟子张远（字子游）所绘的《丹亭真人传道图》，更是让我们第一次看到了卢丹亭这位神秘莫测、神龙见首不见尾、神话般人物的“真容”，同时也让我们看到了“朱衣道人”“一代医圣”傅山先生虔诚求道“真实”而感人画面。

本书得到了中国民族医药学会图书出版规划项目、中国中医科学院科技创新工程项目（CI2021A00205）支持，感谢相关项目单位。在《养真》一书的编写、整理过程中，太原中华傅山园医药院长、太原傅山中医传习所副所长李利民医师，中国中医科学院医学实验中心研究员、博士研究生导师代金刚博士，对于原始文献的整理、录入、注释等工作付出了辛勤的劳动，张世炜、苑中娟、谢继鼎、刘京昆、张元月、王颖等也为本书的编辑、校对做了大量的工作，田文彬为本书制作了如《周天数息卦爻图》以及《行气积气要旨》《〈养真秘笈〉要旨》集字图等许多图片，在此对他们表示衷心的感谢！同时还要感谢中医古籍出版社李淳社长及各位编辑的大力支持，才使得这本书能够如期而顺利地出版。

丹医子张明亮

2023 年 7 月于青城

目 录

引 言

一、傅山丹功导引释名

傅山丹功导引，系丹医张明亮先生与门人李利民、代金刚、李金龙等，依据明末清初一代医圣太原傅山傅青主有关丹功导引的手录真迹与相关资料，在秉承师传、多年挖掘、整理与研习的基础上，逐渐凝练而成的丹功导引体系，属于傅山丹道医药养生学的主要内容之一。

傅山丹功导引，主要包含虚白真人陈冲素、丹亭真人卢祖师、还阳真人郭静中等数位仙师的法脉，并由傅山先生以抄录、点校、纂述、实践多种形式辗转传承下来的丹道医药养生学体系。

傅山丹功导引，简明精约，深入浅出，附多独门秘法。彻始彻终，借修息法一以贯之，诚长生门中之不二法门也。傅山丹功导引不重理论，不涉虚玄，自初阶祛病而入，进而养生延年，直至成真、了道，而达上乘大道。

傅山丹功导引体系中，有用丹功导引祛病的具体方法，涉及中风、虚劳、消渴、脾胃、不孕不育、疮疡等三十九种疾病；也有针对修真的具体方法，从数息、调息、闭息、住息、踵息、胎息，乃至无胎息等，次第严格、层层递进；更有针对修习过程中具体问题的答疑解惑、名词解释、注意事项等内容，诸如“火候”“药物”“铅汞”“丹房节目诫谴”等。

傅山丹功导引，除部分内容为师门所传之外，其余资料分别来自台湾某图书馆、南京图书馆等图书收藏专门机构所藏之孤本、珍本。为了更好地全面研究、继承、发展傅山先生在医学方面的伟大成就，使这些蒙尘已久的宝贵资料重新焕发出亮丽的光彩，这次我们不仅对原始文献进行了多次校对，而且还做了系统、次第的归纳与整理，并进行了注释、译文、钩沉、启密等工作。既有利于导引养生爱好者及各类慢性病患者依文修习、按图索骥，又方便医生、导引师以及道、佛、儒等专业的修学者作参考研究，也是对傅山医学成果进一步的保护、研究与传承。关于傅山丹功导引体系的具体文献、师承、次第、内容等详见后述。

1．“一代医圣”傅青主

傅山，字青主，明末清初山西阳曲人（今太原市向阳镇西村）。博通经史子集，且工诗文书画，尤精医学、医术。通于禅释，深于丹道，而邃于大易。傅山先生是一位百科全书式的人物，是17世纪的一座“文化昆仑”！是当时思想界的一支异军，首开“经子平等，诸子平等”的学术思想先河，成为清初六大师之首，与其同为“六大师”的顾炎武先生对其评价为“萧然物外，自得天机，吾不如青主也”！傅山先生在先秦诸子、丹功导引、武术、医学、诗词、歌赋、戏曲、书画等多个方面均有着极高的造诣！

在丹功导引方面，傅山先生秉承还阳真人、丹亭真人、虚白真人等得道先师之法脉，学习并融合历代丹功修行经典，从吐纳导引方面深入而得其真谛，对于五禽戏、八段锦、六字诀、按跷术等亦有独特的研究与运用。这为其在武术、医学等方面的成就奠定了坚实的基础。有相关记载称傅山先生“日以医道活人，神奇变化，泄《素问》之秘”，又有“有苦劳瘵者，教之运气，不三月而可”。

在武术方面，傅山先生有自己独特的拳法，原名叫“朝阳拳”，据传是傅山先生隐居太原晋祠朝阳洞读书时所编创的。傅山先生精览佛道养生健体之书，又嗜学岐黄医典，以道家之吐纳导引，医学之气脉循行，结合易筋经、八段锦、紫微八卦舞等动作编成傅氏朝阳拳。“阳以三立，阴以八通”“怀元抱真，服练九鼎”的论述，足以说明傅山先生在武学上，博学易理，深精养生，武功臻绝。

在医学方面，傅山先生治病不拘学派、用药不执方书，医理医术独具特色，临床每多奇效，被人称为“医圣”“医仙”等。先生精通内科、妇科、儿科、外科，而尤以妇科为最，其医学著作有《傅青主女科》《傅青主男科》《青囊秘诀》《大小诸证方论》，以及与之有着密切关系的诸多医学名著，如

《辨证录》《石室秘录》等，一直在民间广泛流传，并享有极高的声誉。

综观傅山先生的医学思想与著作，可知先生是名重医林的妇科大医，是药饵服食兼通的食医，是医与道合的全真道医，是内外丹法俱精的丹医，是武术导引结合的武医，是医易融合的易医，是博学至精、明德至善的儒医……故被后人称为“一代医圣”！

2. 千古秘传话“丹功”

1）丹，是什么

对于到底什么是丹？历来说法不一，现在我们先来看看“丹”这个汉字的写法和它的含义，也许对于理解什么是丹会有很大的帮助。

从“丹”这个汉字的古代写法中，可以这样来理解，“丹”整个字就像是一个专门用于炼丹的“炼丹炉”，其中“一横”的下面是炉子，是点火的地方；“一横”的上面是密封的鼎，是装药、炼药与产药的地方；而“鼎”内那一“点”或者一“竖”，则代表熔炼而成的“丹药”。由此可见，丹字本身或许就与古代炼丹术有着千丝万缕的联系。

丹，指红色。如儒家十三经之一的《仪礼·乡射礼》中说“凡画者丹质”，郑玄注曰“丹浅于赤”。又如红色的朱砂也被称为丹砂、丹朱，赤诚之心被称为丹心，身白顶红的鹤被称为丹顶鹤，其他如丹参、丹书等等。

丹，指朱砂。如《书·禹贡》“砺砥砮丹”，孔颖达疏：“丹者，丹砂。”又南朝梁代萧统《文选·左思〈吴都赋〉》“赪丹明玑”，李善注曰：“丹，丹砂也。”这是因为朱砂是早期道家“炼丹术”中的重要原材料和内容，所以朱砂常被直接叫作丹，而道家这种独有的烧炼技术则被称为炼丹或炼丹术。

丹，是指道家或医家经过精炼或变化之后的药物，如红升丹、白降丹、胤丹等，古人称之为外丹。

丹，是指气功高级阶段中“气”的一种特殊存在形式，与外丹相较而称之为内丹，与之相应的还有丹田、丹元、丹功等多种称谓。如《康熙字典》在对“丹”的注解中说“道家以烹鼎金石为外丹，吐故纳新为内丹”，就把丹直接分成了内丹、外丹。

丹，是中医丸、散、膏、丹、汤等常用药物剂型中的一种，称之为“丹药"，如著名的小儿七珍丹，妇科定坤丹，急救用的至宝丹、紫雪丹，以及峨眉派的十制草还丹、武当派的八步回生丹、青城派的固魂丹、华山派的松针不老丹等等。还有由此而衍生出对一些极其珍贵的药物也称之为丹，如灵丹妙药、仙丹、金丹等等。

可见，丹有丹心、丹医、丹药、丹衣、丹青、丹书等多种含义与用法。

2）外丹与炼丹术

外丹，是与内丹相对而言的。最初是指以丹砂、铅、汞等天然矿石为原料，用炉、鼎等特殊工具与技术进行烧炼，用于制取"长生不死""返老还童"的药物。因为这种方法使用最基本的原料是丹砂，故人们把所炼出的药物称为丹或丹药，而把这种冶炼技术称为炼丹术。传说长期服食丹药可以使人成仙不死，所以丹药也被称为"仙丹"。又因用炼丹的方法可以炼制黄色的药金、药银，所以丹药也被称为"金丹"，而这种冶炼的技术也被称为炼金术、黄白术等等。

关于炼丹术，在中国可谓历史悠久、源远流长、代不乏人。早在春秋战国时期，就出现了一系列因服食神奇之物而得以长寿的传奇故事与人物，如：殷大夫彭祖，因常服灵芝、仙桂而寿至800多岁；楚狂接舆陆通，常服橐卢木实、芜菁子等而活了好几百年；琅琊人安期生因常吃一种巨大如瓜的枣，不但寿达千岁以上，而且还能进入仙境与神仙交往……这种服药不死、摄养长生的神仙思想，后来经过方士的鼓吹、学者的论述以及帝王的崇信而得以广泛流传。从战国时期的齐威王、齐宣王、燕昭王，到后来的秦始皇，都曾多次派人去海上、仙山寻访不死仙丹。人们在"外求"不得的前提下，进而转向"内求"的炼丹术。

根据相关文献记载，最晚在公元前2世纪的西汉武帝时，已经有了关于炼丹术比较系统的论述，这一点在司马迁的《史记》中有方士"事化丹砂诸药齐为黄金"的明确记载。

东汉时期，著名炼丹家魏伯阳编著的《周易参同契》，是中国也是世界上现存最早的一部炼丹术专著，被后人尊奉为"万古丹经王"，其后的左慈、葛玄也是非常著名的炼丹家。

东晋时期，著名的炼丹家、道教学家、医药学家葛洪，集汉魏以来炼丹术之大成，所著《抱朴子·内篇》一书，不仅较完整地论述了炼丹术的理论，同时还记载了许多炼丹术的具体方法与应用，把炼丹术推向了一个新的高度。更值得一提的是，他在医药学、养生学方面也有着精深的造诣，并明确提出了学道之人必须同时学医。如果学道之人不通医术，一旦疾病来临便束手无策，这样不仅不能长生成仙，反而可能会将性命丢掉。他的这种观点，对于加强医药学、炼丹术以及道学之间的相互促进与融合起到了非常积极的作用。

南北朝梁时的陶弘景，也是历史上一位著名的炼丹家、道学家、医学家、养生家。当时国家每遇吉凶征讨等大事，梁武帝皆前往山中咨询陶弘景，故他被时人称为“山中宰相”，著有《本草经集注》《集金丹黄白方》《二牛图》《陶隐居集》等，并在继承《上清》《黄庭》经法的基础上开创了茅山宗，并成为上清派的中心，于外丹、内丹的交流促进与融合做出了重要的贡献。

唐代，炼丹术进入了最为鼎盛的时期，这个时期出现了许多著名的炼丹家与丹经、丹诀，产生了巨大的社会影响。其中，最著名的一个是被人们称为“药王”的孙思邈，还有是被称为“八仙”之一的张果老，他们关于炼丹术的论著，到今天我们仍然可以看到。

宋元时期，由于人们对丹药毒性认识的提高和内丹术的崛起，外丹术日渐式微。明朝时期更由于“红丸案”等的原因，使得外丹术声名狼藉而更加衰落。一直到今天，这种炼丹术的“外丹术”，还被很多人误解为封建迷信或荒唐可笑的事情而一概否定，甚为可惜。

炼丹术用以炼制和服食丹药以求长生不老，虽然仅仅是人们的一种幻想与愿望，但就是在这个漫长的“实践”过程中，孕育了原始的“科学”，为科技的发展做出了诸多的贡献。比如：在化学方面，关于汞的制取，关于炼制铅霜、铅粉、铅丹，关于精制硫黄以及火药的发明等都出于古代炼丹术。在医药学方面，随着炼丹术内容及范围的进一步扩大，有效地提升了中医药的炮制技术，炮制范围也由原来的矿物类药物，逐渐扩展到植物类、动物类等各类药物，从而大大提高了中医药的治疗范围和疗效。如成书于南朝刘宗时期的《雷公炮炙论》，是我国第一部药物炮制学专著，书中大量采用了炼丹术的内容与方法，主要体现在将外丹操作诸如水飞、研磨、六一泥固济法、伏火法、关法、煿法等，外丹器皿诸如瓷瓶子、瓷合子、瓷锅子、铛、筛罗、乳钵，以及外丹禁忌等移入到草木类、动物类等药物的炮制与操作。

关于医药学方面的“丹药”，其主要功能也由原来的长生不死、修炼成仙，逐渐转变为治病救人、养生保健，并成为中医药中一种常见的独特药物剂型。我们知道，中医药有很多种药物剂型，其中最常用的剂型有丸、散、膏、丹、汤等，为了帮助大家更好地了解丹与丹药的本意，现将中医最常用的几种中药剂型简介如下：

①丸药，是把药物进行粉碎之后，再用蜂蜜或水、米糊、面糊、酒、醋、药汁等黏合成的圆形固体剂型，现在常用的丸剂有蜜丸、水丸、糊丸、浓缩丸等，丸药具有吸收缓慢、药力持久，以及体积小，服用、携带、贮存方便等特点。

②散药，是把药物直接研磨成均匀混合的干燥粉末再进行应用。散剂具有节约药材、不易变质、制作简单、携带方便等特点。

③膏药，是把药物通过长时间煎煮、熬制、浓缩、凝练成黏稠状之后进行应用，其中又分为油膏、流膏两类，油膏为外用，流膏为内服。

④汤药，古称汤液，是将药物通过煎煮、冲泡等方式，使其有效成分充分溶解到汤液中，再去渣取汁所制成的液体剂型。汤药具有能全面照顾到不同病人或各种病症的特殊性、便于灵活加减、内服吸收快、疗效迅速的特点，适用于初诊者，或者病症较重、病情不稳定的患者，是目前在中国使用最普遍的一种剂型。

⑤关于丹药，无论是在中医经典还是现在的中成药目录中都极为常见，甚至有很多关于丹医、丹药的专门著作。在很多人印象中，以为丹药和丸药也许只是名称的不同罢了，其实他们有着本质的区别。丸药，只是将原药材粉碎，然后用蜂蜜、水等赋形剂黏合而成。而真正意义上的丹药，是原药材要通过“火”（文火、武火、桑材火等）的特殊炼制，使药物本来的药性、气味，甚至成分发生变化（化学反应）之后所得的产物，这个“变化”是丹药与丸药本质的区别。所以丹药的炼制方法非常严格，稍有不慎，有可能前功尽弃或适得其反。可见，丹药，其实是中医特殊的一种“化学”剂型。

如果仅仅是对自然界植物、动物、矿物等“药用”价值的发现、认识与应用，这还不足以展示中华民族医药学伟大的智慧与精髓。在发现与简单经验的基础上，从采取到栽培、炮制、存储、配伍、宜忌、应用，逐步发展成一个独特的学术与技术体系，也许这才是中医药对人类健康事业的伟大贡献。

丹药，是中医中药及炼丹术发展到一定高度时的结晶与精髓，是中药炮制学发展的巅峰，是“化腐朽为神奇”“化毒为药”的一门高超技术，更是现代中医药研究者亟待继承、保存与发展的一个“密部法门”。虽然在历史上曾有很多诸如“红丸案”等使丹药蒙污以及让大众误解的事情，但其精髓一直在少数丹道医家之间秘密传承着，我们一定要辩证地、科学地分别对待，去粗取精、去伪存真，以使丹药这门古老而精粹的医药技术发挥出更大的作用！

至于丹药的具体配方以及炼制方法、临床运用等，历来为各家所秘传，仅就我所师承的丹药法门，即有“玄门四大丹”“玄门九九八十一小丹”等的传授，而在傅山医学体系之中，对于丹药的相关内容更是屡见不鲜，我们也拟在不久的将来对这一部分内容进行专门的挖掘与整理。

3）内丹与内丹功

内丹，也称为内丹功、丹功，它是与外丹相对而言，是指以人身作为炉鼎，以精、气、神作为药物，经过系统的炼养方法和步骤，使人的精、气、神在体内进一步凝聚成“丹”而不散，是一种自我身心的修炼方法，也是自我调节与控制“气”的高级阶段与境界，所以内丹也被称为丹功、丹法。内丹是随着导引、行气、存思、守一等古代“气功”逐步发展的，随着“炼丹术”（外丹）这种古代“科学技术”的不断提高与发展，二者相互影响、相互借鉴、相互融合而逐渐形成的。

内丹学源于古代的导引、行气、存思、守一等修炼方法，《老子》《庄子》及《周易参同契》为内丹学奠定了理论基础，其具体方法与技术，尤其是很多的专业术语、隐语等，均大量借用外丹术，如炉、鼎、火候、药、风、丹、还丹、金丹等。

从唐、宋开始，内丹学日趋成熟并兴旺发达，发展至今，可谓宗派林立、丹经浩瀚、名师辈出。据元代内丹大家陈致虚《金丹大要》卷四载曰，内丹学的修炼“是皆不外神气精三物，是以三物相感，顺则成人，逆则生丹。何为顺？一生二，二生三，三生万物，故虚化神，神化气，气化精，精化形，形乃成人。何谓逆？万物含三，三归二，二归一，知此道者，怡神守形，养形炼精，积精化气，炼气合神，炼神还虚，金丹乃成”。

内丹的具体修炼方法虽然各不相同，但其修炼步骤与阶次一般可分为炼津成精、炼精化气、炼气化神、炼神还虚、炼虚合道五个阶段。从现代的角度来看，内丹修炼对今天的人们而言，依然有着重要的实际意义与实用价值，主要表现在以下几个方面：

①改变我们的人生观、世界观和价值观，培养积极乐观、自然超脱、逍遥恬淡的心态。

②提高自我身心的控制力，稳定情绪，释放压力，保持平静而充满活力的状态。

③养生祛病、益寿延年，提高身体素质，提高生命及生存质量。

④激发人体潜能，开发生命智慧。

本书的主要内容以及整个傅山丹道医药养生学体系，其导引治病的主要内容与方法就是“内丹功”，所以我们称之为“傅山丹功导引”。

3. 导引——中医五大疗法之首

导引，古代又称为“道引”，概有循法、循道而引之意。“导”有疏通、宣导、引导之意；“引”有伸展、引而使之、引领、带领之意。可见，导引其实就是通过自身形体屈、伸、松、紧等各种运动，起到影响、调节、控制体内气血运行的作用，从而达到祛病、养生、保健、延年的目的。类似现代所说的运动疗法、自愈疗法、能量疗法等等。需要说明的是，早在2000多年前的《黄帝内经》中即已把导引作为中医五大疗法之一，与针、灸、砭、药相提并论。如《素问·异法方宜论》篇说：“中央者，其地平以湿，天地所以生万物也众，其民食杂而不劳，故其病多痿厥寒热，其治宜导引按跷。”

导引是一种传统医学（自然的身心医学）与古老体育（朴素的身体教育）的结晶，其历史可以追溯到数千年前，古代各种经典中多有记载。

《庄子·刻意》篇说：“吹呴呼吸，吐故纳新，熊经鸟伸，为寿而已矣；此道引之士，养形之人，彭祖寿考者之所好也。”

《吕氏春秋·古乐》篇说：“昔陶唐氏之始，阴多滞伏而湛积，水道壅塞，不行其源，民气郁阏而滞着，筋骨瑟缩不达，故作为舞以宣导之。”

《黄帝内经太素》说："（导引）谓熊经鸟伸、五禽戏等，近愈痿躄，还取长生久视也。"

1973年，在中国湖南长沙马王堆三号汉墓出土的帛画《导引图》，其制成时间距今已经有2000多年的历史。该图中有44个人物在进行导引，其中有老有小、有男有女、有的穿衣、有的裸背、有的赤手、有的操械，形态逼真，神态各异，为研究导引术提供了珍贵的实物资料。

一直以来，导引之法受到历代医学家、养生家、宗教家以及学者、民众的喜爱，流传极为广泛，并形成了形式各异、内容丰富多彩的各种导引术，如八段锦、六字诀、易筋经、五禽戏、二十四节气导引法等。

在傅山丹功导引术中，导引术是重要的治病、养生方法，其中明确有六字诀、八段锦等导引术的运用，更有一些独特的导引方法与运用，而自成体系，故曰"傅山丹功导引"。

二、傅山丹功导引的重要文献

傅山先生对丹功导引方面的相关论述大多散见于他的许多著作之中，而对于丹功导引较为详尽及成体系的论著主要有以下7部。其中，傅山手录秘本《丹亭真人卢祖师玄谈》，傅山录《丹亭真人卢祖师养真秘笈》，傅山纂《丹亭问答》，傅山纂《丹亭悟真篇》，均系署名为太原傅山青主手录或纂的清初手抄孤本，收藏于台湾的某图书馆，1975年首次由著名学者萧天石将该书影印出版。后来的相关研究者基本上均是以萧天石先生的影印本作为研究的底本，我们这次的整理与研究也参考了萧氏的有关著作，更有幸的是，在台湾友人的帮助下，我们首次得到了台湾某图书馆手抄本的复印件，这算是第一次真正地看到了该手抄本的"原貌"，对我们的研究、整理工作，具有重要的意义！

1. 傅山手录秘本《丹亭真人卢祖师玄谈》

署名为太原傅山青主手录秘本的《丹亭真人卢祖师玄谈》，系清初手抄孤本，收录于由萧天石主编的《道藏精华·丹亭真人传道密集》一书，并被命名为《丹亭真人玄谈集》。

藏于台湾某图书馆的清初抄本《丹亭真人卢祖师玄谈》共2卷2册，线装，全幅28.2厘米×17.5厘米，署名为太原傅山青主手录秘本。该抄本书前有著名鉴赏家、收藏家、书画家、诗人宣哲（1866—1943，字古愚，江苏高邮人）署名手书的“题记”（详见我们此次整理出版的《傅山手录〈丹亭真人玄谈集〉校释》一书）。该抄本计20000余字，共分为40节，其中第1节为“总论”，其余39节分别对临床常见的39种病症进行论述，1节1病1主题。每节对所述病症的病因、病机以及对治病的丹功导引疗法均有精要的论述，可谓是丹功导引运用于临床的杰出代表。纵观全书可知：玄谈者，并非玄虚之论，而是妙言之谓也！

2. 傅山录《丹亭真人卢祖师养真秘笈》

署名为太原傅山青主录的《丹亭真人卢祖师养真秘笈》，系清初手抄孤本，收录于由萧天石主编的《道藏精华·上乘修道秘书四种》一书，并简称为《丹亭真人养真秘笈》。

藏于台湾某图书馆的清初抄本《丹亭真人卢祖师养真秘笈》共1卷，署名为太原傅山青主录。书前有署名许明成手书“卢丹亭真人养真秘笈”书法一幅及署名古代工笔画家张远张子游所绘的《丹亭真人传道图》一幅。此外，还有一篇署名礼亭手书的“题记”。该抄本全书15000字左右，按照修炼的次第依次分为7节，即数息第一、调息第二、闭息第三、住息第四、踵息第五、胎息第六、无胎息第七。该书所传内容是一套以息法为核心的内丹功法，功法次第严格、层层递进，语言简洁明了，易于实践操作，一改传统丹功隐晦难懂之风。丹医子言：养真者，养气、修真之谓也，故曰《养真秘笈》。

3. 傅山纂《丹亭问答》

署名为太原傅山青主纂的《丹亭问答》，系清初手抄孤本，收录于由萧天石主编的《道藏精华·丹亭真人传道密集》一书，并命名为《傅青主丹亭真人问答集》。

藏于台湾某图书馆的清初抄本《丹亭问答》共1卷，署名为太原傅山青主纂。书前有署名八朝重民（一说为八朝玄民）手书的“题记”一篇，以及署名天笃老人石舟题的手书“傅青主丹亭问答序”一篇（详见我们此次整理出版的《傅山纂〈丹亭问答〉校释》一书）。该抄本全书20000余字，主要内容是对丹功中诸如诸真药物口诀（附诸真碎玉药物诀）、诸真火候口诀（附诸真火候诀、其机在目之诀）、诸真鼎器口诀等的收集、归类，并用简洁之按语进行了画龙点睛般的解释、分析与对比。全书内容涉及历代丹道名家100余人，引用经典也超100部之多。丹医子说：该书看似大多抄录自众多经典与文献，细细玩味，实则概系作者不仅对诸多经典烂熟于胸，且能分门别类、纲举目张，实为后学之捷径也！

4. 傅山纂《丹亭悟真篇》

署名为太原傅山青主录的《丹亭悟真篇》之清初手抄孤本，收录于由萧天石主编的《道藏精华·丹亭真人传道密集》一书。

经过对台湾某图书馆原件复印件与萧天石先生影印本的对比发现，萧氏影印本中《丹亭悟真篇》书前署名礼亭先生的“题记”及署名张远所绘的“丹亭真人传道图”均为《丹亭真人卢祖师玄谈》抄本前的内容（详见前述），而在台湾某图书馆的抄本原件《丹亭悟真篇》书前并无此内容，特此说明。

收藏于台湾某图书馆的清初抄本《丹亭悟真篇》共1卷2册，线装，全幅28.1厘米×17.5厘米，署名为太原傅山青主录。该抄本全书18000字左右，主要内容是对丹功中诸如诸真作用口诀（附诸明心诀）、丹房节目诫遣等的收集、归类，并用简洁之按语进行了画龙点睛般的解释、分析与对比。全书内容涉及历代丹道名家100余人，引用经典也超100部之多，也是《丹亭问答》所述内容的后续与姊妹篇。

5. 傅山纂《丹亭问答·胎息论》

一直以来，对于傅山所传“丹亭真人丹功”的研究，基本上都是以前述《丹亭真人卢祖师玄谈》《丹亭真人卢祖师养真秘笈》《丹亭问答》《丹亭悟真篇》4书为基础，并均以萧天石先生的影印本为底本。

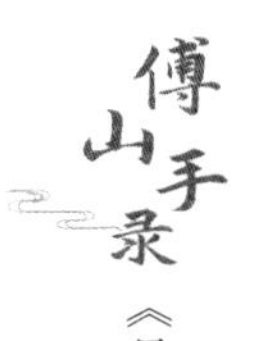

经研究发现：《丹亭真人卢祖师玄谈》所述内容属于傅山丹功导引体系之“祛病部”，《丹亭真人卢祖师养真秘笈》所述内容属于傅山丹功导引体系之“成真部”，《丹亭问答》所述内容属于傅山丹功导引体系“了道部之四、五、六”，《丹亭悟真篇》所述内容属于傅山丹功导引体系“了道部之七、八”，而缺失了傅山丹功导引体系“了道部之一、二、三”。

偶然的机缘，丹医子张明亮在南京图书馆查询到了另一部署名太原傅山青主纂的清初抄本《丹亭问答·胎息论》，后在河海大学李华教授、南京市委办公厅杨伯强、江苏省社会体育管理中心李伟等数位老师以及南京图书馆有关同志的帮助下而得窥全貌！经对该抄本的初步研究，其概况如下：

台湾某图书馆所藏抄本《丹亭问答》与南京图书馆所藏抄本《丹亭问答》同名，这也许是让很多未曾见过这两部“原本”“原件”的研究者认为可能是同一本书的不同抄本，因而未予实际研究与比对的原因，导致南京图书馆所藏《丹亭问答》一书中的内容至今尚无人研究，更是从未公开过。也因此使得之前的研究受到了很大的限制。可以说南京图书馆所藏《丹亭问答》抄本对于傅山丹功导引而言属于“重大发现”和“首度公开”。

南京图书馆所藏抄本《丹亭问答》在书名“丹亭问答”之下有小字“胎息论”“上卷”“下卷”的字样，为了有别于台湾某图书馆所藏《丹亭问答》，以下将南京图书馆所藏抄本称为《丹亭问答·胎息论》。

藏于南京图书馆的清初抄本《丹亭问答·胎息论》共 2 卷 2 册，线装，孤本，署名为太原傅山青主纂。从抄本形式、字体、内容来看，与前述台湾某图书馆所藏 4 书抄本为同一时期、同一人所书。

《丹亭问答·胎息论》书前有一首署名天台张成显（或张成顾）手书的“傅青主丹亭问答诗序”，抄本全书 25000 字左右，内容主要有总论、诸真胎息口诀、诸真药物了道口诀等，并用简洁之按语进行了画龙点睛般的解释、分析与对比，内容涉及历代丹道名家 100 余人，引用经典也超 100 部之多。

经研究比对发现，《丹亭问答·胎息论》所述内容正是傅山丹功导引体系之“了道部一、二、三”的内容，这样与台湾某图书馆所藏《丹亭问答》

《丹亭悟真篇》两书一起构成了傅山丹功导引体系“了道部一至八”的完整内容，包括总论、诸真胎息口诀、诸真药物了道口诀、诸真药物口诀、诸真火候口诀、诸真鼎器口诀、诸真作用口诀、丹房节目诫谴等。

关于《丹亭问答·胎息论》所述的内容，我们已经完成了录入、点校、注释、白话等的整理工作，相信不久即可与读者见面。

6. 傅山抄录陈真人《玄机口诀》

有关傅山丹功导引方面的文献著作，尚有另外一部作品在坊间流传，那就是署名为元代陈虚白真人著、明代傅青主先生抄录的《玄机口诀》。《玄机口诀》一书，笔者目前收集到在坊间流传的版本有三个：

1）黄氏观蝶楼藏本

《玄机口诀》黄氏观蝶楼藏本，为清末至民国年间无锡人黄元炳所藏，刊行于 1936 年，是目前看到的最早的、最完整的《玄机口诀》刊行本。黄元炳（1879—？，字星若），博学多闻，尤精于易，著有《学易随笔》《易学探原经传解》《易学入门》《阴符经真诠》等。

《玄机口诀》黄氏观蝶楼藏本除正文外，有近代著名教育家、哲学家、佛学家、养生家蒋维乔先生（1873—1958，字竹庄，号因是子）亲笔题写钤印的“玄机口诀”一幅，以及观蝶老人黄元炳所作的“玄机口诀序”“要言”“案”文三则，对于《玄机口诀》一书以及抄录者傅山先生、写跋者顾亭林先生等均做了简要的介绍、考证与论述。此外，在《玄机口诀》正文中黄元炳也做了按语数则，这些内容对于后学者研修《玄机口诀》有着极大的裨益。

2）萧天石《玄宗正旨》选刊本

1957 年，著名学者萧天石在其主编的《道藏精华·玄宗正旨》一书首篇全文刊载了《玄机口诀》。萧氏所刊载的《玄机口诀》均源自黄氏观蝶楼藏本，也未做任何文字的增减与改动，几乎完整地保存了黄氏观蝶楼藏本的全部内容，同时对《玄机口诀》一书在民间的普及、推广起到了重要的作用。萧氏在“玄宗正旨选刊例言”中对《玄机口诀》一书极为推崇，并在《玄机口诀》之后附录了署名为抱一子录“导引术（却病长生秘诀）”，似可作为研修《玄机口诀》之助行。

3）张义尚《丹道薪传》

在张义尚编著的《丹道薪传》一书（社会科学文献出版社，2016 年）中也选录了《玄机口诀》一文，但该书仅摘录了《玄机口诀》的部分内容而非全文刊载。作者在文后写了一段按语，对《玄机口诀》一文做了简要的介绍与评价。据作者所言，该评价及摘录写于 1967 年。兹将张先生按语附录如下，以资参考。

……此上两段，乃明代遗老傅青主先生手抄，并经清儒顾亭林先生朱书批阅的口诀。内中提到还丹、结胎、脱胎、阴神、阳神等，皆是丹书夸大附会的惯例，不足为怪，我们最好不去追究它。除开这些夸大的附会语句而外，再说功夫方面，却是切切实实，明明白白的，不像其他丹书隐隐藏藏，欲说不说，或者都说半留半等，令人不快，所以我认为是古籍中记述气功不可多得的有价值的参考品。

《玄机口诀》一书，全书分为"仙传玄机口诀"总论、修真秘旨（摘陈真人丹诀）、鼎炉、药物、火候、立基、药物火候资次、正念、气穴说、卧功说法、调息法等。所述内容丰富，又皆为历代丹功之要，而正文却仅仅不足 7000 字，故黄元炳在"玄机口诀序"中赞之曰："往尝见元代陈虚白先生《规中指南》，爱其语，然尤未逮此书之更精捷也！"

纵观《玄机口诀》一书所述内容，正可与前述丹亭真人四种丹书之所述内容遥相呼应、互为印证。反过来，在《丹亭问答》《丹亭悟真篇》两书之中也有多处引用《玄机口诀》作者陈虚白真人之论述，这恰好从某个方面说明了傅山先生的丹功导引体系不仅有丹亭真人的传承，也继承了陈虚白真人的丹功体系。也因此，我们在这次整理傅山丹功导引体系时，便将陈虚白真人的《玄机口诀》以及其另一部代表作《规中指南》一并列入。

7. 陈真人《规中指南》

《规中指南》，全称为《陈虚白规中指南》，系宋元年间的虚白真人陈冲素所撰。全书分 2 卷，共 12 章。上卷 9 章分别为：止念第一、采药第二、识鼎炉第三、入药起火第四、坎离交姤第五、乾坤交姤第六、攒簇火候第七、阳神脱胎第八、忘神合虚第九以及张真人解佩令。下卷 3 章为：玄牝、药物、火候。

《规中指南》一书，不仅对内丹修炼的次第与过程做了明确的记录，还用了以图配文的方式对内丹三要的玄牝、药物、火候做了重点的阐释。全书要言而不繁，直指内丹奥秘，故为后世学者重视和推崇。有后人对其评价为：是书文简理当，直切不繁，剖《参同》之秘密，烛《悟真》之隐微，言言显道，字字露机。

《规中指南》一书流传极广，《道藏》《道藏辑要》《道藏精华录》等均有收载，其所述内容正可与《玄机口诀》以及丹亭真人之丹书互参共研。

三、傅山丹功导引的主要内容

傅山丹功导引的内容十分丰富，形式也多种多样，我们此次整理，主要是以傅山所传丹亭真人卢祖师、虚白真人陈冲素以及还阳真人郭静中三位仙师所传的心法为基础，并按照祛病第一、延年第二、成真第三、了道第四的传统学修次第，依次整理、出版与传授，兹将具体内容简介如下。

1. 傅山丹功导引经典传承系列

傅山丹功导引经典传承系列，是以挖掘、整理出的相关经典文献为主，采用影印、校勘、校释、白话等“文白对照”的出版形式，尽量保持“经典”的“原貌”。目前，我们正在整理和即将陆续出版的“傅山丹功导引经典传承系列”有：

第一辑《傅山手录〈丹亭真人卢祖师玄谈〉校释》

第二辑《傅山录〈丹亭真人卢祖师养真秘笈〉校释》

第三辑《傅山纂〈丹亭问答〉校释》

第四辑《傅山纂〈丹亭悟真篇〉校释》

第五辑《傅山抄录陈真人〈玄机口诀〉及〈规中指南〉校释》

第六辑《傅山纂〈丹亭问答·胎息论〉校释》

2. 傅山丹功导引实修传承系列

傅山丹功导引实修传承系列，顾名思义，就是以实际修炼和具体运用为主要目的，是以“身心”和“实践”作为真正的“传承”。这也是我们对“师徒传承”及“经典传承”实践与验证的“结晶”，正如先师有言：“真正的法，不为经书所载，但必为经书所证！”目前，我们正在整理和即将陆续出版的“傅山丹功导引实修传承系列”有：

第一辑《傅山丹功导引疗法——〈丹亭真人卢祖师玄谈〉钩沉》

第二辑《傅山丹功导引秘录——〈丹亭真人卢祖师养真秘笈〉钩沉》

第三辑《傅山丹功导引释密——〈丹亭问答〉〈丹亭悟真篇〉钩沉》

第四辑《傅山丹功导引探玄——陈真人〈玄机口诀〉〈规中指南〉钩沉》

第五辑《傅山丹功导引拾遗》

四、傅山丹功导引的主要师承

傅山先生是一位百科全书式的人物，是中医全科的宗师级人物，同时也是丹功导引学的一位集大成者。这里仅据前述几种丹功导引学的相关著作，对构建傅山丹功导引学体系的主要学术及师承渊源简介如下。

1. 丹亭真人卢祖师

据目前所收集的文献资料来看，傅山丹功导引学的主要内容与学术架构是以丹亭真人的丹功体系为基础的。

丹亭真人，为明朝中晚期的一位玄门隐士与内丹学家，姓卢，丹亭或为名或为号，其生卒不详，生平亦不可考。目前有关丹亭真人事迹介绍最详者，为著名学者萧天石在其所编《道藏精华·上乘修道秘书四种》《道藏精华·丹亭真人传道密集》两书中所写的“重刊（养真秘笈）序”“《丹亭真人传道密集》序”两篇序文。

特别有幸的是，在此次整理编写工作中，我们得到并首次公开了丹亭真人的彩色图像，以使我们可以一睹这位神秘道人的“真容”，图见书前彩页。

2. 虚白真人陈冲素

陈冲素，字虚白，号真放道人，宋元时期道士，具体生卒年、籍贯不详。《武夷山志》卷十八载："陈冲素，字虚白，时地皆不可考。修道武夷，著《规中指南》，尽发内丹三要之旨。尝与樵者饮，忽仆地，梦入一洞食青灵芝，即绝粒，后仙去。"

陈冲素所著《规中指南》，全称《陈虚白规中指南》，该书在庐文弨补《辽金元·艺文志》及钱大昕补《元史·艺文志》均有著录，为道教及内丹卓有影响之重要经典。此外，尚有署名傅山抄录之《玄机口诀》一书在坊间流传。

从署名傅山抄录的《玄机口诀》以及署名傅山纂的《丹亭问答》《丹亭悟真篇》等书来看，可以明确地看到虚白真人陈冲素的著作与学术思想对于傅山先生及傅山丹功导引学体系的构建起着重要的作用。

3. 还阳真人郭静中

郭静中，道号还阳子，明末清初全真道士，精于祈雨、符箓、堪舆、医药、内丹等，尤以祈雨术闻名。据清代储大文纂《（雍正）山西通志》卷一百六十（中华书局2006年12月出版，第31页）载：

还阳子，郭氏，名静中，修武人。幼时尝梦驱龙为行雨状。差长，弃家适华阴，遇异人授以金丹五雷法，由是号还阳，尝往来晋、赵、燕、齐、豫、章、楚、粤间。岁旱，当事辄走书数千里迎祷雨。还阳以掌中雷印，据案击则雷雳应声，大雨如注。求者众，第书符付之，甫入境，雨随集。

傅山早年即与郭静中道长相识，后于甲申年（1644年）八月在山西寿阳五峰山正式拜入郭静中门下，赐号"真山"，随习道术、医术、内丹等，其道派隶属于道教全真龙门派。

由全真七子之一长春子丘处机所开创的龙门派，为道教宗派全真派的主流支派。该派以全老庄之真、苦己利人为宗旨，在全面继承传统道家思想的基础上，更将内丹、戒律、丹药、科仪、符箓等进行了重新整理，使得在明清时期衰落的道教一度再现"中兴"的景象，明清两代在全国各地，乃至东北、西南、西北等边远地区广泛传播。据师传及有关资料记载，全真龙门派的传承字谱为：

道德通玄静，真常守太清，一阳来复本，合教永圆明，至理宗诚信……

由上可知，郭静中为龙门派第五代"静"字辈，傅山之道号为"真山"，乃是龙门派第六代“真”字辈，这也再次说明了郭静中、傅山先生的道派传承为全真龙门派无疑。虽然从现有的文献中尚未发现郭静中传授傅山内丹功的具体内容与明确记载，但作为精于内丹的龙门派与还阳真人郭静中，对傅山的内丹学术体系无疑会产生重要的影响，故研修傅山丹功导引体系，于全真龙门派及还阳真人郭静中的内丹术必须做深入的研究与修习。

五、萧天石先生的传承与贡献

1. 文山遯叟萧天石

萧天石先生（1909—1986），湖南省昭阳县龙山乡文化村人，晚年自号文山遯叟。先生毕生致力复兴中华传统文化，尤其对于研究和发扬道家文化几乎穷尽了毕生精力，著有《世界伟人成功秘诀之分析》《世界名将治兵语录》《道家养生学概要》《道德经圣解》《道海玄微》《禅宗心法》《人生内圣修养心法》等，主编出版了《道藏精华》《船山学术研究集》《中国子学名著集成》等数百册书籍，被海内外赞誉为“刊万世不刊之书，传千圣不传之学”，是公认的在20世纪研究与弘扬中华道家养生学的大成就者。

萧天石先生自幼随父诵读经史子集及佛道经典，1930年毕业于武昌中山大学中文系。1942年，因长期积劳成疾、身患重病，幸得光厚老禅师救治且不药而愈。先生遂师从光厚禅师学修净土、天台法门，并从此走上佛学、道学等传统文化与修行之路。曾与好友南怀瑾先生一同遍访僧道名师，曾师礼岷山派罗春浦真人得陈希夷先天道秘诀，又师从成都二仙庵无名子道人获得北派丹诀。

1944年，萧天石出任四川省灌县（今都江堰市）县长期间，曾多次造访位于辖区内的道教圣地青城山，并从青城山天师洞高道李八百道长处尽得南宗真传。他又通过高道易心莹道长得以尽窥藏经楼所藏道教秘籍，更携出《青城秘录》及其他多种不传秘本，为后来著书立说、编撰出版书籍提供了珍贵的资料与基础。

特别是先生从1956年开始主编出版的“道藏精华”丛书，以藏外道书为主，收录了大批的善本、秘本、珍本、孤本、抄本等珍贵资料共800多种。前后历时20多年，陆续出版了17集，精装本75册，平装本104册，完全以古本影印的方式出版，全面保护了这批珍贵的道教典籍与文献。我们这次整理的“傅山丹功导引”体系中的很多珍贵文献均被收录于该丛书，如《丹亭真人养真秘笈》收录于《道藏精华》第十二集之二《上乘修道秘书四种》，《丹亭悟真篇》《丹亭问答》《丹亭真人卢祖师玄谈》则被收录于《道藏精华》第十三集之五《丹亭真人传道密集》，陈真人《玄机口诀》则收录于《道藏精华》第二集之三《玄宗正旨》，这些书籍也成为我们研究与整理“傅山丹功导引术”的重要文献，我们就是在这些资料的基础上，又尽力寻访其原始版本或其他版本，然后进行参校与印证，力求保存法本之原貌与正确无误。

比如：我们这次有幸寻访到藏于台湾某图书馆的“丹亭真人四书”手抄本原件，这也是萧天石先生“道藏精华”丛书所收录、影印的原始版本，经过我们认真比对，发现经傅山先生传承的“丹亭真人四书”原本有着严格的次第，是按照“祛病、延年、成真、了道”而层层递进、步步深入的，即“丹亭真人四书”顺序应为《丹亭真人卢祖师玄谈》《丹亭真人养真秘笈》《丹亭问答》《丹亭悟真篇》，而先生所主编的“道藏精华”丛书中则无此次第。同时还发现先生将原本在《丹亭真人养真秘笈》开篇的“礼亭题记”“丹亭真人传道图”重复放在了《丹亭悟真篇》篇首等。当然，更重要的是我们在这次整理过程中，首次发现并补齐了台湾某图书馆所藏原本与“道藏精华”影印本所“遗失”的部分，这也是傅山先生所传承的“丹亭真人丹功体系”首次完璧无瑕地显示世人。

萧天石先生所辑录、影印的“丹亭真人四书”虽然有以上“微瑕”，但正所谓“瑕不掩瑜”，先生对于“丹亭真人四书”以及“傅山丹功导引术”的传承与发展做出了巨大的贡献！先生分别于1973年、1975年所撰写的两篇序文，在今天看来依然有着极高的学术价值，特附录于后，并向先生致以崇高的敬意！

2. 重刊《养真秘笈》序

重刊《养真秘笈》序

萧天石

《养真秘笈》一书，为卢门传道集之首篇，简明精约，深入浅出，全是师生问道问功夫语，所问莫非窍要，所答全系真诀。复多独门秘法，彻始彻终。藉修息法一以贯之，诚长生门中之不二法门也。人莫不呼吸也，鲜能知息法也；人多知吐纳也，鲜能知息诀也。斯编由丹亭卢祖师门人养浩生所记，明遗老太原傅青主手录之真迹。所述皆玄宗正统，乃脱胎换形，借假成真之无极大道，扫落丹家重玄之窠臼，而一以神炁为大用。步步功夫，皆是修真人过来语，非旁门小术或毫无成证者之胡言胡语可比。金针普度，概属丹家大乘手眼：自入门下手起，历阶而上，层次井然。循之而修，尽人可成可证。道不远人，丹在自心，自修自度，不假外求，变化气质，转换形神，皆可坐而立致者也。养浩生所谓"凡铁成金，凡鸟成凤，端赖于兹"者，要非虚语。

丹亭真人为玄门隐士，据《青城秘录》载："真人久隐庐山，足迹遍五岳名山洞府，曾一度至青城峨眉。二百余岁时，犹步履如飞，鹤发童颜，骨弱筋柔，犹孺子也，其修老氏婴儿派之道功者乎？"又了一子云："先生精于易，主太极，体乾坤，用坎离，翼姤复，会蒙屯，而贯通于先天无极者也。于易不重象数，反灾祥，轻卜占，而主性命。谓性命之修，全在卦爻之逆用。又谓易，逆数也，逆道也，逆理也，逆用也。逆则成，反则通。往复则神，颠倒则功。其先世卢敖、卢生，皆天府中仙人也。"按卢敖，据《淮南子·道应训》载称，于秦时官博士，曾游北海求神仙，至濛谷，见仙人若士，敖与之语，若士耸身入云中。敖曰：吾比夫子，若黄鹄之与壤虫也。后敖亦仙去。据密州经云：今卢山有卢敖洞，以敖曾避秦难于此得名。至卢生则史无可详考，惟为始皇入海求仙药者，有卢生其人，后以不获而遁去。余则无可得其详者。由此观之，丹亭真人为神仙世家，当非悬想。以《洞天秘典》亦称卢真人，"代有祖传仙籍秘书，擅吐纳导引之术，能变化形骸，行气有主。尤精医道，有起死回生之妙手。行住无定所，不欲人知，而真能以自隐无名为务者也"。是以丹亭真人之为道门隐仙派中人，此书之传，乃其入门之传道语录也。

本书为明遗老傅青主先生之手钞本。先生幼有异禀，颖慧拔众，原单名山，一名鼎臣，字青竹，号啬庐，尝自署公之它，入清隐于黄冠，故晚岁亦号朱衣道人。博学多才，有奇气，通经史，尤擅诸子之学，工诗文、篆刻及书画，于《易》与老庄及丹宗与医道，亦多独得之秘，不喜著述，惟亦有《霜红龛集》行于世。斯篇得邀先生亲为手录，自可价重连城，千古不朽，其非泛泛之一般道籍可知。设先生非修卢真人之道，或修其道而未能证其功者，当不为也。故甚祈丹道派人士，勿徒以其为海内外唯一孤本，宝而藏之，尤宜持而修之，锲而不舍，使能及身有成，切勿入宝山而空回也。

全书不重理论，不涉玄秘，自初阶而入，全系功夫口诀；入手了手，概以神炁为全体大用，浅明至极，简易至极。自最初之数息法、调息法起，中经闭息法（案：此步功夫，非明师指点，不可轻行）、住息法（开任督诸关及小大还丹法与进神火法概入焉）、踵息法，以至胎息法、无胎息法（养大周天火候法属之）等等，无不语语尽属玄机口诀，字字皆为金液玉浆；不但为道门中之养真秘籍，且亦为修行人之不二法门。二老慈悲心切，金针普度，不自隐秘，要亦为悲天悯人之宏愿，所使然也。

中华民国六十二年甲寅孟春月

文山遁叟于石屋草堂

3.《丹亭真人传道密集》序

《丹亭真人传道密集》序

萧天石

一

本书为台湾某图书馆所珍藏之善本图书，且属道家秘笈，评审其内容，确属一字千金之作，价逾连城，得未曾有。尤以出之于明大儒傅青主之手录，一反丹家数千年之积习，尽去隐语喻词之秘文；简明浅近，而不违大道，泄尽天机，而不乖真旨：复以其系采问答体、语录体，故尽人可学，易知易行，易修易成，立竿见影。尤以其用道功与息法以却病治病迄于无病长生之部，更属千古不传之秘。不但为丹家与养生家必修之要典，且亦为医家不可不究之书，盖可以补医药之不足也。自有丹经书及吐纳气功术以来，条理体系详明如是者，确综三家之微传，通百派之窍妙，既显而明之，复融而通之；既博而罗之，复一以贯之。明道穷理，尽性、至命，三家圣人之要功，尽在于斯矣！

考青主所手录卢丹亭真人之传道秘书凡四种，其第一种业已选刊入《上乘修道秘书四种》中，本书共收入三种，其原书名如下：

一、丹亭真人卢祖师《养真秘笈》(署太原傅青主录，有礼亭考证记)。

二、《丹亭悟真篇》(署太原傅青主录)。

三、傅青主《丹亭问答集》(署太原傅青主纂，有天笃老人石舟题字并序)。

四、丹亭真人卢祖师《玄谈集》(署太原傅青主手录秘本)。

余于《道藏精华》第十二集《上乘修道秘书四种》一书中，序《养真秘笈》时有云："丹亭真人为玄门隐士，据《青城秘录》载：'真人久隐庐山，足迹遍五岳名洞府，曾一度至青城峨眉。二百余岁时，犹步履如飞，鹤发童颜，骨弱筋柔，犹孺子也，其修老氏婴儿派之道功者乎？'又了一子云：'先生精于《易》，主太极，体乾坤，用坎离，翼姤复，会蒙屯，而贯通于先天无极者也。于《易》不重象数，反灾祥，轻卜占，而主性命。谓性命之修，全在卦爻之逆用。又谓《易》，逆数也，逆道也，逆理也，逆用也。逆则成，反则通。往复则神，颠倒则功。其先世卢敖、卢生，皆天府中仙人也。'按卢敖，据《淮南子·道应训》载称，于秦时官博士，曾游北海求神仙，至濛谷，见仙人若士，敖与之语，若士耸身入云中。敖曰：吾比夫子，若黄鹄之与壤虫也。后敖亦仙去。据密州经云：今卢山有卢敖洞，以敖曾避秦难于此得名。至卢生则史无可详考，惟为始皇入海求仙药者，有卢生其人，后以不获而遁去。余则无可得详者。由此观之，丹亭真人为神仙世家，当非悬想。以《洞天秘典》亦称卢真人，并云'代有祖传仙籍秘书，擅吐纳导引之术，能变化形骸，行气有主。尤精医道，有起死回生之妙手。行住无定所，不欲人知，而真能以自隐无名为务者也'。是以丹亭真人之为道门隐仙派中人，此书之传，乃其入门之传道语录也。"此乃为丹亭真人之简叙，次如明史及各神仙传记中，均鲜述及。

惟《少室山房杂记》中，有一段曾叙及真人云："丹亭济源人，博学能文，究易穷道，尤深于炉鼎铅汞长生不老之术，变化性命神化无方之诀。平生好游名山洞府，行止无定，来时自来，去时自去，忘生老病死，无住而不自在逍遥也。”真人尝语玉川子曰：“金丹之学，心学也；金丹之法，心法也；金丹之道，通阴阳之道也；金丹之功，了性命之功也。一以贯之者，老子之道法自然也。自博地凡夫以至圣人，欲了生死大道，未有能外此者也。”了一子之“时止则止自然止，时行则行自然行，行止无心凭天趣，逍遥自在一闲人”，其真人之谓欤？

综观丹亭四书，第一与第二种署“傅青主录”，第四种《玄谈集》，则署“傅青主手录秘本”，第三种《问答集》，则署为“傅青主纂”，南岳神道子曰：“所谓录者，乃录其言，而非钞其文也。录本与钞本有别，善者录之，不善者舍之。故全书均可视为其师门授受之传道集，而实即青主之所纂也。”仙儒外记，载青主之轶事不少，有师还阳真人之传，而于丹亭真人则略而无传焉。言念及此，未尝不废书而三叹惜者也。

全书所录，无一莫非上乘道藉，无一莫非性命至理，尤无一莫非长生秘诀。举凡作仙作佛作圣人之道法，其大要尽赅而无余蕴矣。余阅尽万卷丹经，于斯四书之简明精要，诚无间言！恐其久而永远被埋藏于故纸堆中，无人得识其为人间瑰宝，故特表而出之。如以手中存书少或阅书未博，所云有失当失真之处时，尚祈读者谅余旨在保全先贤血脉之愚衷是幸！趋时者流，则在所不为也。

二

明遗老傅山青主先生，山西阳曲人，生于明神宗万历三十五年（西元一六〇七年），卒于清康熙二十三年（西元一六八四年）。明亡时，先生正三十八岁之盛年，矢志不仕清，隐于黄冠，卒亦朱衣黄冠殓。于书无所不读，无所不通，诗文书画，无所不精，尤擅于医术，通于禅释，深于丹道，而邃于大易，卒归于道家，务老子之“自隐无名为务”以终其生焉！与王船山、顾亭林、黄梨洲三先生，同以学问道德文章气节重于时，誉为清初四大儒。其高风亮节，实足以赞天地之化育而争光日月，垂范千秋！

在四大儒中，深于道家之丹鼎道妙者，惟青主与船山二人。而确有师承，深造有得，并以黄冠终其生者，则仅青主一人而已。青主曾师事龙门派卢祖师丹亭真人，尽得该派秘诀法要，纂录以传世。又受道法于两师还阳真人郭静中。或曰静中即丹亭真人，然乎否乎？不得而知也！以世人传说，语焉不详，又缺精确之史籍可考，而丹道门庭与神仙家中人，类皆隐晦其迹，不欲人知，亦不欲传也。故恒喜多所署名，藉隐名而逃名，不一而足者，即此之故。青主与船山，每好随兴署名，即其例也。青主初名鼎臣，后改名山，字青主，号啬卢，别署公之它、朱衣道人、石道人、传道士、传道子、五峰道人、龙池道人、丹崖子、丹崖仙翁、青羊庵主，又尝署傅侨山、侨黄山、侨黄真人、真山石头、老蘖禅、观化翁等等，可考者凡四十余名，其不可考证者，当尚在所不少。夫多名所以逃名，然实至者，名终不得逃，如船山之与青主是也。

考龙门派以"道德通玄静，真常守太清……"等共四十字为辈号，先生于派中属"真"字辈，龙门传法记可考。其子眉，字寿髦，亦从习道，恒以麋道人、守丹道人为号，惟于派中未入辈分。先生晚年号其所居曰"虹巢"、曰"霜红龛"，著有《霜红龛集》《霜红龛集杂记》等书行于世。综其一生著述甚多，于经（十三经）、史（十七史）、子（老、庄、墨、淮南）三部及佛道三藏之书，概有评注。凡三十余种，无不独具卓见，珍牟星凤。惟以散佚甚多，深为遗憾！即戴枫仲所刻先生诗文集十二卷，今亦多已不传。其玄、释两藏续编稿与左锦一书，及其金石遗文之学，早已不可得而一睹矣！痛哉！顾亭林尝自谓："萧然物外，自得天机，吾不如傅青主。"又寄问先生土堂山中诗有云："向平尝读易，亦复爱名山。早跨青牛出，昏骑白鹿还。太行之西一遗老，楚国两龚秦四皓。春来洞口见桃花，倘许相随拾芝草。"推许极矣！《峒崖外编》则称先生以"学究天人，道兼仙释"。盖其一生奇气欻崛，介然高蹈，遁隐岩穴，超然自在。虽学通儒佛，而仍以神仙事业终。良以隐于佛，不如隐于仙，即不如隐于道也。道冒百家之统，复通万流之要，故上圣者流，无不欲自归于道也。

中华民国六十四年七月七日

文山遁叟于明星聚仙堂

六、傅山丹功导引的学术价值

1. 医学与道学的融合——医道融合之典范

“医道同源”“十道九医”“岐黄源于道”是道学与医学密不可分的真实写照。在漫长历史当中，医与道出于同源，但又有着并不完全一致的发展方向和目标，使得医道文化呈现了更为多元性的发展。

道家关于生命、精、气、神以及养生、炼丹的理论，在历代典籍中多有论述，特别是东汉道教兴起后，性命双修与服食对中医本草学、方剂学的影响愈加突出，历代本草著作或方剂著作中多将养性、神仙服饵、辟谷之类的内容单列成篇，以示重视。如著名中医药学家、道医孙思邈在《备急千金要方》和《千金翼方》中专门设食治、养性、辟谷、退居等卷，涉及方药服食、养性服食、养老食疗、道林养性法、按摩法、调气法等，其中蕴含了深厚的道医学思想，对后世中医药学、养生学具有深远影响。

傅山作为道医中的一代医圣，博览群书，对于诸子百家均有涉猎，曾说三日不读《老子》便觉舌根发软，他在熟读《老子》，精研道家的同时，刻苦钻研医术，将所学道家精华运用到治病和养生保健当中，并且运用所学，治病救人，服务民众。傅山整理并撰写了诸多医道结合相关的典籍，《丹亭真人卢祖师玄谈》一书通过将中医的辨证论治与道家丹功导引相联系，创立了一套从中医的临床辨证到丹功息法用于疾病诊疗的体系，开了丹功临床辨证之先河，丰富了导引按跷这一中医重要的非药物治疗手段更多的临床内容。该书分 40 节，第 1 节为全书总论，其余 39 节涉及 39 种病症，有瘫痪、虚痨、臌症、膈噎、寒疾、痰症、脾胃症等。傅山丹功导引是将内丹修炼、丹功疗法与传统中医学基本理论有机结合，创立的道教医学丹功诊疗体系具有较高的养生防病、临床治疗实用价值，值得深入研究。

刘绍攽《傅青主先生传》有载：

性厌纷华，交遍天下，而避居僻壤，时与村农野叟登东皋，坐树下，话桑麻。或有疾病，稍出其技，辄应手效。一妇妒疑夫外遇，忽患腹痛，辗转地上。其夫求先生，令持敝瓦缶置妇榻前，捣千杵，服之，立止。一老人痰涌喉间，气不得出，入其家，具棺待殓。先生诊之曰“不死”，令捣蒜汁灌之，吐痰数升而苏。凡沉疴遇先生，无不瘳。用药不依方书，多意为之。每以一二味取验。有苦痨瘵者，教之胎息，不三月而愈。无能传其术者。至今晋人称先生皆曰仙医。

2. 体育与医学的融合——体医结合之先锋

体医结合是体育运动与医疗相结合，即用体育运动的方式代替医疗，根据患者康复需求制定相应的运动处方，使身体恢复健康。而运动处方是康复和体育医疗师根据医学检查资料，包括运动试验和体育检测，按其健康体力及心脑血管等的状况用处方的形式来规定运动的种类、强度、频率和时间，提出在运动中的各种注意事项。运动处方是指导人们有目的、有计划、科学地进行体育运动的方法，这种概念最早是在20世纪50年代提出的。多年来，随着康复医学的发展和冠心病康复的展开，运动处方在世界医疗界得到广泛的重视。

400多年前的傅山先生在他所记载的丹功导引中，不仅针对自身锻炼有更直接、有效、简单的方法，同时针对疾病的特点、病理，还有灵活的运动处方。傅山丹功导引，从气入手，通过有序地对呼吸进行吐纳练习，进而使“形神相俱”“身强体健，心情愉悦”，甚者“疾病自去，自尔快乐”，再现“用功疗伤”“用功疗病”的景象。傅山丹功导引可以说是体医结合的先锋与里程碑式的发展，亟须做更进一步的研究和传承。

3. 外丹与内丹的融合——丹道中医之别传

丹道中医（以下简称“丹医”），是中国传统医学中一个古老而独特的医学流派。千百年来，它在民间以及道教、佛教中一直秘密传承。这个医学流派不仅系统地继承并保存了我国古代医学的精髓，而且还与道学、佛学以及气功、导引、静坐、禅修等完美地融为一体，在长期的传承过程中逐步形成了诸如丹医、道医、佛医等特色鲜明的众多丹道医学流派。

这个医学流派最主要的特点是：

①历代医者大多有个人信仰，或佛，或道，其中大部分人并不是把医学作为“养家糊口”的一种职业，更多的时候是作为“累积功德”的一件善举。他们看病讲究“缘分”，有道是有缘者“分文不取”，无缘者“千金不治”，故在世人眼中，他们大多是“神龙见首不见尾”的“神秘人物”。

②丹医学派注重经典、口诀与师徒传承的方式，所以历经成百上千年之久，仍可保持其“清净的传承”，而不被外界所扰，所以说丹医学是一种古老的、“原生态”的中医学体系。

③丹医学派注重内丹导引功法的修炼，从导引按跷、吐纳行气、存思观想，到气脉内景、形神俱妙，以及修炼过程中所谓的“八触八幻”“大小周天”“敛气成丹”等，都让医者对自身的形体、脏腑、经络、气脉、精神等有了远远超出一般医者及常人的认知，而这些内容犹如中医学的解剖学、生理学、实验学等，对它们认知水平的高低，决定着中医水平的高低。因而丹医学派的口诀中说“个个医法胜医家，都缘明珠耀三花”，认为丹医学之所以优胜于一般医学，就是因为医者通过长期内功的修炼，对人体精、气、神的认知更为明确、细腻、客观。这点正如明代著名的医药学家李时珍在《奇经八脉考》中所言，人体“内景隧道，惟返观者能照察之，其言必不谬也”。

④丹医学派历来重视“外丹”之学，从古代炼制长生不老之仙丹，渐而转为炼制祛病养生之丹药，长期不懈的努力和实践，使得他们对于各类药物，尤其是对于药物的炮制方法有着精深而独到的理论与技术，并为历代之秘传。诸如道地药材采取及时、如法炮制等都有着严格的传授，而如法炮制中更有着炉鼎、火候等精细的技术。此外，在我所传承的丹医学派中，还有着所谓“玄门四大丹”“玄门九九八十一小丹”等这些历经千锤百炼、历代秘密传承的“镇派之宝”。

内丹的修炼，有利于对人体以及药物功用的认知；外丹、药物的炼制，不仅有利于治病、养生，而且在炼制外丹的过程，也有利于对内丹导引功法修炼的理解和启发，这样可以起到内外结合、体用兼备、相互促进的作用。

综上所述，并结合对傅山先生以及傅山医学、傅山丹功导引的深入了解，我们不难发现，傅山先生对人、对医学、对药物、对养生等等，之所以有着独特而深入浅出的认知，正好印证了傅山先生正是古典丹道医学之集大成者。

4. 医理与实践的融合——身心证悟之智慧

傅山先生在医学界乃是一位全科大师。对此，有好多人都在赞叹。但不知有多少人思考过，为什么先生能掌握如此多的东西，且应用灵活，随心所欲。

傅山先生行医一直贯彻《内经》要旨，自己同时还在修习丹功导引之法。今天我们就从这个角度静下心来，对《内经》进行一个重新的认识。如果单是从文字的角度去理解《内经》的理论，那是远远不够的。因为不体会实际的“气化论”“经络论”在人体上究竟是什么滋味，仅凭口说，无异于是“盲者说色”。一般而言，医生获取的知识，大多是从外界（如师友、书籍等）通过勤奋学习所得……如果深入细致地思考，你会发现，历代医者、医籍其实都是在不同时代、不同地域、从不同角度、用不同表达方式，认知并阐释着同一个事物——人体以及疾病对人体的干扰与破坏。同时，如果从反面而言，这些医者、医籍所讲述的不也正是这些问题吗？

试想如果我们想要把所有医籍都阅读一遍，即使穷尽一生也未必能够完成，那为什么我们不直接从认知自我、自身的“修行”开始呢？傅山丹功导引正是一个关于人体自身的导引医疗手册和修炼指导笔记，为中医学界以及广大的中医和导引爱好者全新了解和思考生命科学、疾病病机与治疗方法指明了方向。

医学理论来源于身体及其感知，身体的实践与感知又促进医学理论与技术的提高和发展，中医是把活着的人体作为“实验室”，把体内的“精、气、神”作为主要的试验对象，中医学中最精粹的经络论、气化论便主要来源于此，所以丹功导引的修炼是丹医学派医者的必修科目，也是对医学理论最直接的实践，只有这样的理论与实践相结合，才有望成为像傅山先生那样一位真正的“上医”！

5. 内景与外景的融合——内证外验之绝学

景者，像也，色也，如景象、景色等，在传统医学中有内景、外景之分。

所谓“内景”者，是医者运用《内经》中“精神内守”的“内视功夫”，把思想高度地集中，体会体内“真气”运行的正常轨道，从实践中积累经验，把这些真气流注的情况和运行的轨道，用分析的方法分别记录下来，又用归纳的方法把它统一起来，如我们现在完整的手足十二正经和奇经八脉的“内景经络图”，进而流传至今的“经络论”“气化论”。

所谓“外景”者，是依靠对疾病各种外在症状的观察、分析、总结，最后做出相应的诊断和治疗。这种实践，固然可贵，但只能鉴其“外相”的一部分，而不能了解“内景”的所以然，所以古人名之曰“相似觉”，还够不上“上工”的条件。

如傅山先生在治疗女性黄带时，他从外观察颜色，分析为“水色本黑，火色本红，今湿与热合，欲化红而不能，欲返黑而不得，煎熬成汁，因变为黄色矣”，从内景分析为“世之人有以黄带为脾之湿热，单去治脾而不得痊者，是不知真水、真火合成丹邪、元邪，绕于任脉、胞胎之间，而化此黅色也，单治脾何能痊乎”！所以，他选用的方法，不是大量的祛火利湿药物，更不是大量的消炎杀菌的药物，而把治法定为“补任脉之虚，而清肾火之炎”！创出“易黄汤”，载入《傅青主女科》一书，傅山先生也因此被后世尊称为妇科鼻祖、一代医圣！这也充分说明了傅山先生精通由外而内、由表及里、从外景到内景的理论与方法。

6. 息法与形神的融合——身心医学之极致

形（精）、气、神被誉为人身三宝，千百年来，有关形（精）、气、神的理论一直指导着气功和中医的实践。对于人而言，形，可以简单地理解为肉体；神，可以简单地理解为心灵；而气，就是心灵和肉体密不可分的纽带。没有气，肉体就是死的；没有气，心灵就无法启动，因此，某种意义上可以说“气就是生命”！所以中国人对于刚刚死去的人说“没气了”。其中，形通过“气”对“神”产生影响；神通过“气”来支配“形”，而气又是“形”与“神”之间的中介与纽带。这些概念在中医学、气功学中得到了广泛的应用和实践，并因此发展出形神合一、形神共养、形神兼治以及衍生出性命双修等的理论和方法。

气，是迄今为止发现的最特殊的一种物质、能量、信息，它既能与物质世界相合，也能与精神世界沟通。如果说，肉体是我们的左手，心灵是我们的右手，那生命就是两手拍击发出的清脆响声。但响声不是左手，不是右手，也不是两手的简单相加，因为当它们独立存在时，甚至是没有声响的。所以，生命是肉体与心灵共同作用的结果，而气，则是使生命从无到有这个令人惊叹不已的过程的唯一条件。

养生，便是要减少气的消耗。减少气消耗的状态，就是身心合一的状态、精神内守的状态。在人体中，与气关系最直接、最密切的是呼吸。所以傅山丹功导引便直接从呼吸的练习入手，通过数息寻找最初的那一点“真气”，进而带您通过调息、闭息、住息等一系列的方法减少气的消耗，固守真气，自然而然呈现出来的便是气定神闲、身心合一的健康状态。真正的“休息”，其内涵也在这里。

综上所述，傅山丹功导引是医学与道学的融合，医道融合之典范；是传统医学与古老体育的高度融合，医体结合之先锋；是传统内丹学与外丹学的高度融合，为丹道中医之别传；是传统医学内景学与外景学的高度融合，体现了内外兼修之精髓；是一种医学理论与身体实践的高度融合，是传统文化知行合一之楷模……

今天来看，无论是从身心医学、能量医学、传统医学的角度，还是从运动疗法、导引疗法、自愈疗法等的角度，抑或是从体医融合、治未病、大健康、人与自然生命共同体的角度，傅山丹功导引均有着重要的现实意义，也是一座传统文化的宝库！

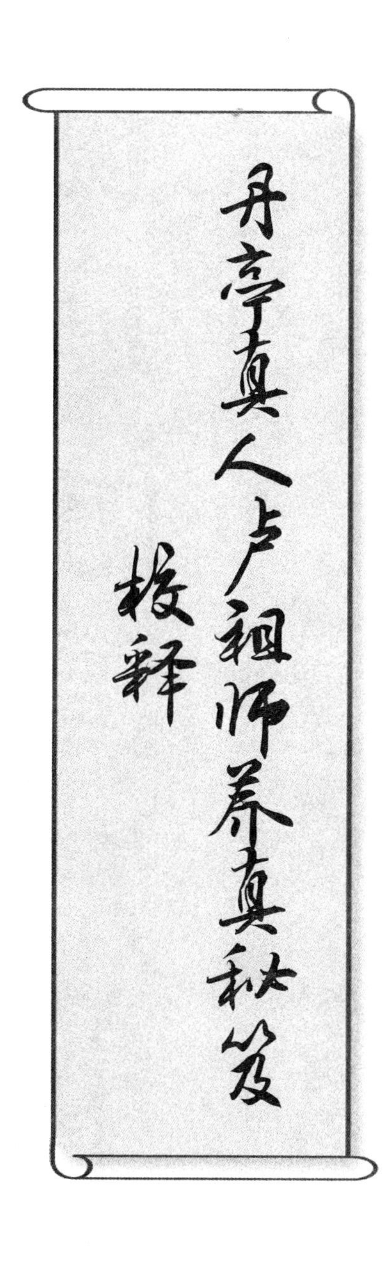
丹亭真人卢祖师养真秘笈
校释

盧丹亭真人養真秘笈

遺老傅青主錄 無錫張子遊繪圖

壬申夏六月六日許明農謹書

总　论

养浩生曰：延年妙法[①]，弟子既得闻教矣。尝闻上古真师云："铅汞不结，虽延年千祀[②]，终属窑头土坯[③]"。未知何者为铅？何者为汞？又有何方铅汞方能得结？哀叩真师，不厌琐琐[④]，再将至大法细相垂示，则顽铁成金，凡鸟成凤，端赖之于兹矣。

真人曰：此际功大，非同小术，乃脱假成真[⑤]、无极大道也。故得此道者，非旁门可入，非杂类可成，惟此一神一炁而已。

盖炁即铅也，神即汞也。欲死[⑥]此汞，先死此铅，铅死则汞死，铅汞皆死，则炼作一团，方臻妙境。譬之外丹[⑦]然，初须采得铅中一点真炁[⑧]，日养月炼，铅炁既足，汞见立干，今须与子剖破藩篱[⑨]。

人自肇[⑩]形以来，本是一点真炁，而炁之妙用不穷、变化不测处，即神也。知生此形者是炁，则化此形者炁也。躯畏此炁死，真修恶此炁生。炁死则有形者不能运转，炁生则无形者不能运化[⑪]，所以必先死此炁。此炁既死，则炁之妙用不穷、变化不测者，亦因之而死也。神炁死作一团，则此身一太虚[⑫]也。此身既太虚，则四大[⑬]皆我形，六虚[⑭]皆我体，所以圣人曰："与天地参也。"成真所以然之妙，毕之期矣。

养浩生曰：成真之道，功在于炁固[⑮]矣。然下手处，端在何处？

真人曰：此炁所以难得死者，以有呼吸之炁泄[⑯]之也。下手处必须数此呼吸之数；既知数息[⑰]，便要调息[⑱]；既知调息，便要闭息[⑲]；既知闭息，便要住息[⑳]，以至踵[㉑]、胎息[㉒]；胎息方求入无胎息的境地，以跻圣域。

养浩生曰：敢求诸息功夫，有何分别？

真人曰：安得无别？数息者，数此出入息，不过鼻头上功夫也；调息者，调此气息，以出入于藏息之处也，工渐加于内也；闭息，虽亦内观[㉓]妙谛，然无不持守之迹；住息，则觉有安之意焉；踵息，则不止安闲，其中若有物焉，其旹[㉔]若有精焉，故曰"真人之息以踵"者，此也；胎息，则息若成胎，不出不入，神与炁住矣；必至无胎息，则不知有炁，安知有神？浑然中处，而神通变化肇于此矣。

【语译】

养浩生说：延年益寿的微妙方法，弟子已经得到了您的指教。经常听闻上古真师说："铅汞不结合，虽然寿至千岁，也终究如未经烧制的砖瓦土坯（一遇到风雨就会坏烂）。"不知道什么是铅？什么是汞？又有什么方法让铅汞结合？哀请叩问真师，请不要厌烦这些疑惑不定的细小问题，请再把这个最高大法的细微妙处赐示给晚辈，让（我们这些）顽铁也能变成金，凡鸟也能变成凤，这就全仰赖于此了。

真人说：这可是一件大功，不是一般的小术，是脱假成真的无极大道啊。所以要获得这个大道，不是旁门小术可以入门，也不是杂修方法可以成功，只有这一神、一气而已。

气就是铅，神就是汞。如果要固守这个汞（神），先要固守住这个铅（气），铅（气）固守住了则汞（神）也就固守住了，铅（气）汞（神）都固守住了自然铅（气）汞（神）融为一体，才可进入微妙的境界。就好像炼外丹一样，开始必须采得铅里面的一点真气，再经过日积月累，铅气充足了，与汞一旦结合则融为一体，而汞（液体）马上变干消失不见，今天一定要给你解说清楚，扫除这些障碍。

人自开始"有形"以来，原本就是一点真气，而气妙用无穷、变化莫测的作用，就体现为"神"。明白了生成这个身体的是气，使身体发生变化（生、老、病、死）的也是气。身体畏惧这个气的死亡，而真修之士则厌恶这个气的生成。如果气死了则有形的身体就不能运转，气生了则无形的神不能自由地运行变化，所以修行一定要先让这个气死亡（固守不动）。这个气一旦死了，则气妙用无穷、变化莫测的作用（即神），也因此而死。神与气俱死而融为一体，则这个身体就是一个太空、宇宙。这个身体既然是太空、宇宙，则地、火、水、风"四大"都是我的身体，东、南、西、北、上、下"六虚"也都是我的身体，所以圣人说："与天地相参也。"修炼成真的真正微妙之处，是我们最终期望的目标啊！

养浩生说：成真之道，关键在于固气。那么下手之处，究竟在哪里呢？

真人说：这个气之所以很难死（固守），主要是因为有呼吸的出入而导致泄气的缘故。入手之处必须先进行数呼吸息数的练习；已经掌握了数息的方法之后，就要开始进行调息的练习；已经掌握了调息的方法之后，就要开始进行闭息的练习；已经掌握了闭息的方法之后，就要开始进行住息的练习，乃至踵息、胎息的练习；掌握了胎息的方法之后，才可进入无胎息的练功境界，直到进入圣境。

养浩生说：请问各种息法的功夫，有什么区别吗？

真人说：怎么能没有区别呢？数息，就是数出入的呼吸，只是鼻头上的功夫；调息，是调节这个气息，以明了这个气息出入的藏气之处，功夫逐渐向内加深；闭息，虽然也含有内观的微妙真谛，但仍然有人为持守的痕迹；住息，则已经有“入定”的意味了；踵息，则不仅可以安闲恬静，其中已经“恍惚有物”，这时好像已有“精华”（内丹）形成，所以说“真人之息以踵”，说的就是这个道理；胎息，则真气、内息有若成胎，不出不入，神与气都固守而不动了；一定要到无胎息的境界，这时已经不知道有气的存在，哪里还会知道有神的存在？神气已浑然其中，而神通变化则开始于此。

【注释】

①延年妙法：延长寿命的好方法。《楚辞·屈原·天问》：“延年不死，寿何所止。”

②祀，古代指年，千祀，即千年的意思。

③窑头土坯，指未经烧制的砖瓦土坯。《西游记》第二回：“悟空道：‘这般也能长生吗？’祖师道：‘也似窑头土坯……虽已成形，尚未经水火锻炼，一朝大雨滂沱，他必滥矣。’”关于窑头土坯的说法，著名的道教大宗师、“八仙”之一的吕洞宾曾著有《窑头坯歌》，可资学习参考。

④不厌琐琐，指不厌烦这些疑虑不定的细小问题。不厌，指不嫌，不厌烦；出自《论语·乡党》。琐琐，疑虑不定。

⑤脱假成真：指脱离循规蹈矩的状态之后，进入一种自然而然，随心所欲的状态。道家思想将自然而然的状态叫作“真”，循规蹈矩的状态叫作“伪”，伪就是“假”。

⑥死，本义为生命终止，后引申为无生命、难活、不活动、行不通、拼命、不顾一切等义。本文中有固守、不动的意思。

⑦外丹：指用铅、汞等矿石药物在炉鼎中炼制成的丹药。

⑧真炁：“炁”通“气”，又叫“元气”，《灵枢·刺节真邪》篇：真气

者，所受于天，与谷气并而充身（者）也。说明“真气”是由先天之气（即受于先天的“原气”）和后天之气（得之于呼吸饮食的）相结合而成，是能充养全身的。人体各种机能活动以及抗病能力都和真气直接相关，故真气是人体生命活动的动力。真气实即正气充实，身体健康。

⑨剖破藩篱，指打破这些障碍的意思。剖破，指切开，破开，点破。藩篱，本义指用竹木编成的篱笆或栅栏，后引申为边界、屏障、界限、障碍等。

⑩肇，指发生，引起，开始。

⑪运化：脾的生理功能。运，即转运输送。化，即消化吸收。脾主运化，指脾具有将水谷化为精微，并将精微物质转输至全身各脏腑组织的功能。

⑫太虚，属于中国古代哲学的一个名词。有宇宙、天空、气等很多含义。如唐代陆龟蒙《江湖散人传》：“天地大者也，在太虚中一物耳。”明清之际王夫之《张子正蒙注·太和篇》：“太虚即气，絪緼之本体。”

⑬四大，指构成世界万物的四种基本元素，即地、火、水、风。

⑭六虚，指六个方位，即左、右、前、后、上、下，或东、南、西、北、上、下。

⑮炁固：“炁”通“气”，指形容元气不易被消耗的状态。

⑯炁泄：“炁”通“气”，病症名，指形容元气被快速消耗。

⑰数息：指数出入的呼吸。

⑱调息：指运用意识，通过调整呼吸使意气相合，以后天之气换取先天之气。

⑲闭息：指屏住气，停止呼吸。

⑳住息：指停止呼吸。

㉑踵息：指凭脚后跟呼吸，是说息藏在了非常深的地方。指真炁运行已经无碍，能够连续不断地返回中宫，而不只是能闭、住而已。

㉒胎息：即胎息法，指练功者在自己意念的诱导下，产生更柔和的腹式呼吸，腹部几乎不动，而想象腹部在呼吸，如婴儿在胞胎中的一种呼吸方法。

㉓内观：是往内观察自己身心实相的一个方法，以智慧洞见一切烦恼的

根源，观察事情本然的实相。

㉔ 旹，音 shí，是“时”的讹字。

数息第一

总 论

养浩生曰：敢问数息之时，有何作用？

真人曰：此处要知周天[1]息数卦爻，方辩呼吸之理，更宜知呼吸中有点真炁，呼吸之处，外郛[2]内脏，一一详明，方为真之下手。

【语译】

养浩生说：请问数息的方法，有什么作用呢？

真人说：这里要知道周天息数卦爻，才能明白呼吸的道理，更应该知道呼吸中存在的那点真气，以及呼吸之根的处所、身形脏腑等，均要一一详细明晰，这才是真正的下手方法。

【注释】

① 周天：周天者，圆也，气路之行径也。圆者，周而复始，连绵不断之谓也。小周天，小圆。大周天，大圆。无论是正圆、椭圆、长圆、短圆，直线之来去、曲折之往复、上下之接续、人天之交换，皆可称之为周天。

② 郛，音 fú，古代城圈外围的大城，这里指人的身体。

周天数息卦爻法

养浩生曰：敢问数息之方？

真人曰：谨按上古真师周天数息。每月除乾坤[1]为鼎器、坎离[2]为药物外，六十卦[3]，每日二卦，子后[4]一卦，午后[5]一卦。每阳爻[6]三十六息，阴爻[7]二十四息，依爻数息，不可一毫逾越，则此气不致猖獗[8]。

每数一爻毕，则内想此气自尾闾[9]、夹脊[10]，上升玉枕[11]、泥丸[12]，入口化为甘津[13]，咽下重楼[14]，送入中宫[15]，略抑一二息，再数二爻，余爻皆同。今将逐日卦爻息数开后：

子 后[1]

初 一[16]

复[17] 三十六息 二十四息 二十四息 二十四息 二十四息 二十四息

姤[18] 二十四息 三十六息 三十六息 三十六息 三十六息 三十六息

初 二

颐[19] 三十六息 二十四息 二十四息 二十四息 二十四息 三十六息

大过[20] 二十四息 三十六息 三十六息 三十六息 三十六息 二十四息

初 三

屯[21] 三十六息 二十四息 二十四息 二十四息 三十六息 二十四息

鼎[22] 二十四息 三十六息 三十六息 三十六息 二十四息 三十六息

初 四

益[23] 三十六息 二十四息 二十四息 二十四息 三十六息 三十六息

恒[24] 二十四息 三十六息 三十六息 三十六息 二十四息 二十四息

初 五

震[25] 三十六息 二十四息 二十四息 三十六息 二十四息 二十四息

巽[26] 二十四息 三十六息 三十六息 二十四息 三十六息 三十六息

初 六

噬嗑[27] 三十六息 二十四息 二十四息 三十六息 二十四息 三十六息

井[28] 二十四息 三十六息 三十六息 二十四息 三十六息 二十四息

初 七

随[29] 三十六息 二十四息 二十四息 三十六息 三十六息 二十四息

蛊[30] 二十四息 三十六息 三十六息 二十四息 二十四息 三十六息

初 八

无妄[31] 三十六息 二十四息 二十四息 三十六息 三十六息 三十六息

升[32] 二十四息 三十六息 三十六息 二十四息 二十四息 二十四息

初　九

明夷[33] 三十六息 二十四息 三十六息 二十四息 二十四息 二十四息

讼[34] 二十四息 三十六息 二十四息 三十六息 三十六息 三十六息

初　十

贲[35] 三十六息 二十四息 三十六息 二十四息 二十四息 三十六息

困[36] 二十四息 三十六息 二十四息 三十六息 三十六息 二十四息

十　一

既济[37] 三十六息 二十四息 三十六息 二十四息 三十六息 二十四息

未济[38] 二十四息 三十六息 二十四息 三十六息 二十四息 三十六息

十　二

家人[39] 三十六息 二十四息 三十六息 二十四息 三十六息 三十六息

解[40] 二十四息 三十六息 二十四息 三十六息 二十四息 二十四息

十　三

丰[41] 三十六息 二十四息 三十六息 三十六息 二十四息 二十四息

涣[42] 二十四息 三十六息 二十四息 二十四息 三十六息 三十六息

十　四

革[43] 三十六息 二十四息 三十六息 三十六息 三十六息 二十四息

蒙[44] 二十四息 三十六息 二十四息 二十四息 二十四息 三十六息

十　五

同人[45] 三十六息 二十四息 三十六息 三十六息 三十六息 三十六息

师[46] 二十四息 三十六息 二十四息 二十四息 二十四息 二十四息

十　六

临[47] 三十六息 三十六息 二十四息 二十四息 二十四息 二十四息

遯[48] 二十四息 二十四息 三十六息 三十六息 三十六息 三十六息

十　七

损[49] 三十六息 三十六息 二十四息 二十四息 二十四息 三十六息

咸[50] 二十四息 二十四息 三十六息 三十六息 三十六息 二十四息

十　八

节[51] 三十六息 三十六息 二十四息 二十四息 三十六息 二十四息

旅[52] 二十四息 二十四息 三十六息 三十六息 二十四息 三十六息

十　九

中孚[53]　三十六息　三十六息　二十四息　二十四息　三十六息　三十六息

小过[54]　二十四息　二十四息　三十六息　三十六息　二十四息　二十四息

二　十

归妹[55]　三十六息　三十六息　二十四息　三十六息　二十四息　二十四息

渐[56]　二十四息　二十四息　三十六息　二十四息　三十六息　三十六息

廿　一

睽[57]　三十六息　三十六息　二十四息　三十六息　二十四息　三十六息

蹇[58]　二十四息　二十四息　三十六息　二十四息　三十六息　二十四息

廿　二

兑[59]　三十六息　三十六息　二十四息　三十六息　三十六息　二十四息

艮[60]　二十四息　二十四息　三十六息　二十四息　二十四息　三十六息

廿　三

履[61]　三十六息　三十六息　二十四息　三十六息　三十六息　三十六息

谦[62]　二十四息　二十四息　三十六息　二十四息　二十四息　二十四息

廿　四

泰[63]　三十六息　三十六息　三十六息　二十四息　二十四息　二十四息

否[64]　二十四息　二十四息　二十四息　三十六息　三十六息　三十六息

廿　五

大畜[65]　三十六息　三十六息　三十六息　二十四息　二十四息　三十六息

萃[66]　二十四息　二十四息　二十四息　三十六息　三十六息　二十四息

廿　六

需[67]　三十六息　三十六息　三十六息　二十四息　三十六息　二十四息

晋[68]　二十四息　二十四息　二十四息　三十六息　二十四息　三十六息

廿　七

小畜[69]　三十六息　三十六息　三十六息　二十四息　三十六息　三十六息

豫[70]　二十四息　二十四息　二十四息　三十六息　二十四息　二十四息

廿　八

大壮[71]　三十六息　三十六息　三十六息　三十六息　二十四息　二十四息

观[72]　二十四息　二十四息　二十四息　二十四息　三十六息　三十六息

廿　九

大有[73]　三十六息　三十六息　三十六息　三十六息　二十四息　三十六息

比[74]　二十四息　二十四息　二十四息　二十四息　三十六息　二十四息

三　十

夬[75]　三十六息　三十六息　三十六息　三十六息　三十六息　二十四息

剥[76]　二十四息　二十四息　二十四息　二十四息　二十四息　三十六息

右六十卦，共三十日。倘遇月小之日，则以夬继初一辰、巳、午、未四时，余八时行本日卦；剥卦继十五辰、巳、午、未四时，余八时行本日卦。

养浩生曰：如此数息，多少日程？

真人曰：无甚日程，直要此呼吸之气出入不爽、进退不急，大约亦须一月，方为绝妙。

【校勘】

1.子后：按照上下文义，此处疑漏写“午后”二字，于义方通。盖每日两卦，一为子后，一为午后练习。

【语译】

养浩生说：请问数息的具体方法是什么呢？

真人说：一定要严格按照上古真师所传的周天数息法进行练习。每月除去作为鼎器的乾、坤两卦，以及作为药物的坎、离两卦外，剩下的六十卦，每日两卦，子时（23：00-01：00）过后一卦，午时（11：00-13：00）过后一卦。卦中每个阳爻数息36次，阴爻数息24次，按照卦爻进行数息，不可以有一点跨越，这样气才不至于在体内乱行。

每一爻数息结束，就内视、观想气从尾闾、夹脊，向上升至玉枕、泥丸，入口后化成甘甜的津液，再咽下经过重楼，送入中宫，之后稍停息一二息的时间，再开始第二爻数息的练习，其余爻数息的练习方法均与此相同。现在将每天的卦爻息数开列如下：

初　一

子时后，复卦，卦象为䷗。数息依次为36息，24息，24息，24息，24息，24息。

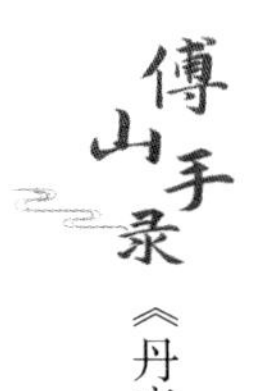

午时后，姤卦，卦象为䷫，数息依次为24息，36息，36息，36息，36息，36息。

初　二

子时后，颐卦，卦象为䷚，数息依次为36息，24息，24息，24息，24息，36息。

午时后，大过卦，卦象为䷛，数息依次为24息，36息，36息，36息，36息，24息。

初　三

子时后，屯卦，卦象为䷂，数息依次为36息，24息，24息，24息，36息，24息。

午时后，鼎卦，卦象为䷱，数息依次为24息，36息，36息，36息，24息，36息。

初　四

子时后，益卦，卦象为䷩，数息依次为36息，24息，24息，24息，36息，36息。

午时后，恒卦，卦象为䷟，数息依次为24息，36息，36息，36息，24息，24息。

初　五

子时后，震卦，卦象为䷲，数息依次为36息，24息，24息，36息，24息，24息。

午时后，巽卦，卦象为䷸，数息依次为24息，36息，36息，24息，36息，36息。

初　六

子时后，噬嗑卦，卦象为䷔，数息依次为36息，24息，24息，36息，24息，36息。

午时后，井卦，卦象为䷯，数息依次为24息，36息，36息，24息，36息，24息。

初　七

子时后，随卦，卦象为䷐，数息依次为36息，24息，24息，36息，36息，24息。

午时后，蛊卦，卦象为䷑，数息依次为24息,36息,36息,24息,24息,36息。

初　八

子时后，无妄卦，卦象为䷘，数息依次为36息，24息，24息，36息，36息，36息。

午时后，升卦，卦象为䷭，数息依次为24息,36息,36息,24息,24息,24息。

初　九

子时后，明夷卦，卦象为䷣，数息依次为36息，24息，36息，24息，24息，24息。

午时后，讼卦，卦象为䷅，数息依次为24息,36息,24息,36息,36息,36息。

初　十

子时后，贲卦，卦象为䷕，数息依次为36息,24息,36息,24息,24息,36息。

午时后，困卦，卦象为䷮，数息依次为24息,36息,24息,36息,36息,24息。

十　一

子时后，既济卦，卦象为䷾，数息依次为36息，24息，36息，24息，36息，24息。

午时后，未济卦，卦象为䷿，数息依次为24息，36息，24息，36息，24息，36息。

十　二

子时后，家人卦，卦象为䷤，数息依次为36息，24息，36息，24息，36息，36息。

午时后，解卦，卦象为䷧，数息依次为24息,36息,24息,36息,24息,24息。

十　三

子时后，丰卦，卦象为䷶，数息依次为36息,24息,36息,36息,24息,24息。

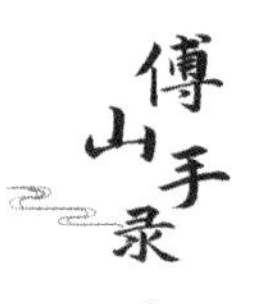

午时后，涣卦，卦象为䷺，数息依次为24息，36息，24息，24息，36息，36息。

十　四

子时后，革卦，卦象为䷰，数息依次为36息，24息，36息，36息，36息，24息。

午时后，蒙卦，卦象为䷃，数息依次为24息，36息，24息，24息，24息，36息。

十　五

子时后，同人卦，卦象为䷌，数息依次为36息，24息，36息，36息，36息，36息。

午时后，师卦，卦象为䷆，数息依次为24息，36息，24息，24息，24息，24息。

十　六

子时后，临卦，卦象为䷒，数息依次为36息，36息，24息，24息，24息，24息。

午时后，遯卦，卦象为䷠，数息依次为24息，24息，36息，36息，36息，36息。

十　七

子时后，损卦，卦象为䷨，数息依次为36息，36息，24息，24息，24息，36息。

午时后，咸卦，卦象为䷞，数息依次为24息，24息，36息，36息，36息，24息。

十　八

子时后，节卦，卦象为䷻，数息依次为36息，36息，24息，24息，36息，24息。

午时后，旅卦，卦象为䷷，数息依次为24息，24息，36息，36息，24息，36息。

十　九

子时后，中孚卦，卦象为䷼，数息依次为36息，36息，24息，24息，36息，36息。

午时后，小过卦，卦象为䷽，数息依次为 24 息，24 息，36 息，36 息，24 息，24 息。

二　十

子时后，归妹卦，卦象为䷵，数息依次为 36 息，36 息，24 息，36 息，24 息，24 息。

午时后，渐卦，卦象为䷴，数息依次为 24 息,24 息,36 息,24 息,36 息,36 息。

廿　一

子时后，睽卦，卦象为䷥，数息依次为 36 息,36 息,24 息,36 息,24 息,36 息。

午时后，蹇卦，卦象为䷦，数息依次为 24 息,24 息,36 息,24 息,36 息,24 息。

廿　二

子时后，兑卦，卦象为䷹，数息依次为 36 息,36 息,24 息,36 息,36 息,24 息。

午时后，艮卦，卦象为䷳，数息依次为 24 息,24 息,36 息,24 息,24 息,36 息。

廿　三

子时后，履卦，卦象为䷉，数息依次为 36 息,36 息,24 息,36 息,36 息,36 息。

午时后，谦卦，卦象为䷎，数息依次为 24 息,24 息,36 息,24 息,24 息,24 息。

廿　四

子时后，泰卦，卦象为䷊，数息依次为 36 息,36 息,36 息,24 息,24 息,24 息。

午时后，否卦，卦象为䷋，数息依次为 24 息,24 息,24 息,36 息,36 息,36 息。

廿　五

子时后，大畜卦，卦象为䷙，数息依次为 36 息，36 息，36 息，24 息，24 息，36 息。

午时后，萃卦，卦象为䷬，数息依次为24息,24息,24息,36息,36息,24息。

廿　六

子时后，需卦，卦象为䷄，数息依次为36息,36息,36息,24息,36息,24息。

午时后，晋卦，卦象为䷢，数息依次为24息,24息,24息,36息,24息,36息。

廿　七

子时后，小畜卦，卦象为䷈，数息依次为36息，36息，36息，24息，36息，36息。

午时后，豫卦，卦象为䷏，数息依次为24息,24息,24息,36息,24息,24息。

廿　八

子时后，大壮卦，卦象为䷡，数息依次为36息，36息，36息，36息，24息，24息。

午时后，观卦，卦象为䷓，数息依次为24息,24息,24息,24息,36息,36息。

廿　九

子时后，大有卦，卦象为䷍，数息依次为36息，36息，36息，36息，24息，36息。

午时后，比卦，卦象为䷇，数息依次为24息,24息,24息,24息,36息,24息。

三　十

子时后，夬卦，卦象为䷪，数息依次为36息,36息,36息,36息,36息,24息。

午时后，剥卦，卦象为䷖，数息依次为24息,24息,24息,24息,24息,36息。

上面的60个卦，共计30天。如果遇到小月29天的时候，就把夬卦划在初一日的辰、巳、午、未四个时辰，其余的八个时辰进行当天的卦爻；剥卦则相应划规到十五日的辰、巳、午、未四个时辰，其余的八个时辰进行当天的卦爻。

养浩生说：这样数息，需要练习多少天呢？

真人说：不需要特别多的日子，只要这个呼吸出入没有不顺畅，进退也不急促就可以了，大概也必须得练习一个月，才能体会到其中的奥妙。

【注释】

①乾坤：主要指阴阳或者天地两个对立面。在《易经》中指乾卦和坤卦，后来泛指天地、日月、国家、帝后等含义。

②坎离：指八卦中的二卦，离卦代表火，坎卦代表水。

③卦：指象征自然现象与人事等变化的一套符号。

④子后：子时后，是指凌晨以后，中午以前的时间。

⑤午后：午时后，是指中午以后，晚上以前的时间。

⑥阳爻：是《易经》的两个基本符号之一，以“—”表示。

⑦阴爻：是《易经》的两个基本符号之一，以“--”表示。

⑧猖獗：意思是指凶恶而放肆。

⑨尾闾：经穴名，长强穴别称，督脉之络穴，别走任脉，位于尾骨尖与肛门中点，主治遗精、阳痿、便血、痔疮、脱肛、泄泻、便秘、腰脊痛、小儿惊风、尾骶骨痛、痫症等疾病，现多用于癔症、腰神经痛等。

⑩夹脊：指背部脊椎两旁的穴位。《素问·缪刺论》：“从项数脊椎侠脊，疾按之应手而痛，刺之旁，三痏立已。”杨上善注：“脊有二十一椎，以两手侠脊当推按之，痛处即是足太阳络，其输两旁，各刺三痏也。”《华佗别传》：“又有人病脚躄不能行……后灸愈。灸处夹脊一寸上下行，端直均调如引绳也。”即指脊椎旁0.5寸处为穴位。近代诸书多同此说。即自第1胸椎至第5腰椎棘突下两侧，后正中线旁开0.5寸，左右共34穴，亦称华佗穴、华佗夹脊、佗脊、脊旁等。

⑪玉枕：穴位名，该穴位于人体的后头部，当后发际正中直上2.5寸，旁开1.3寸，平枕外隆凸上缘的凹陷处。

⑫泥丸：指脑或脑神。《黄庭内景经·至道章》：“脑神精根字泥丸。”务成子注：“泥丸，脑之象也。”一说为上丹田异名，一说百会为泥丸。

⑬甘津：即口中津液，《本草纲目》中的“口津唾”，时珍曰：人舌下

有四窍，两窍通心气，两窍通肾液。心气流入舌下为神水，肾液流入舌下为灵液。道家谓之金浆玉醴，溢为醴泉，聚为华池，散为津液，降为甘露，所以灌溉脏腑，润泽肢体。故修养家咽津纳气，谓之清水灌灵根。秦越人《难经》云：肾主五液。入肝为泪，入肺为涕，入脾为涎，入心为汗，自入为唾也。

⑭ 重楼：喉咙的别名。

⑮ 中宫：指中丹田，在心窝部位。金松岑《心声》："夫士，国之肝肾；夫士之言，国之声息也。肢体惫而声息雄，议论不少倦。中宫之气必完，干必终固。"

⑯ 初一：是指农历每月的第一天。

⑰ 复：是《易经》的第二十四卦，展示"复"形势下各种变化的可能性，"复"是反复的意思，复卦的代号是4:0。

⑱ 姤：是《易经》的第四十四卦，"姤"是相遇的意思，姤卦的代号是3:7。

⑲ 颐：是《易经》的第二十七卦，"颐"是面颊、腮的意思，颐卦的代号为4:1。

⑳ 大过：是《易经》的第二十八卦，"过"是过分的意思，"大过"，太过分，大过卦的代号是3:6。

㉑ 屯：是《易经》的第三卦，"屯"是囤聚的意思，屯卦的代号是4:2。

㉒ 鼎：是《易经》的第五十卦，"鼎"是稳定图变的意思，鼎卦的代号是3:5。

㉓ 益：是《易经》的第四十二卦，"益"表明这个卦所代表的状态对主方有益，益卦的代号是4:3。

㉔ 恒：是《易经》的第三十二卦，"恒"是恒心有成的意思，恒卦的代号是3:4。

㉕ 震：是《易经》的第五十一卦，"震"是临危不乱的意思，震卦的代号为4:4。

㉖ 巽：是《易经》的第五十七卦，"巽"古同"逊"，是谦让恭顺的意思，巽卦的代号是3:3。

㉗ 噬嗑：是《易经》的第二十一卦，"噬嗑"是上下颚咬合、咀嚼的意

思，噬嗑卦的代号是4∶5。

㉘井：是《易经》的第四十八卦，“井”是井田、水井的意思，井卦的代号是3∶2。

㉙随：是《易经》的第十七卦，“随”是跟随的意思，随卦的代号是4∶6。

㉚蛊：是《易经》的第十八卦，“蛊”的意思是祸乱，蛊卦代号是3∶1。

㉛无妄：是《易经》的第二十五卦，“妄”是胡乱的意思，“无妄”是不测、意外的意思，无妄卦的代号是4∶7。

㉜升：是《易经》的第四十六卦，“升”是提升的意思，升卦的代号是3∶0。

㉝明夷：是《易经》的第三十六卦，“明夷”是失意的意思，明夷卦的代号是5∶0。

㉞讼：是《易经》的第六卦，“讼”是争论、争讼的意思，讼卦的代号是2∶7。

㉟贲：是《易经》的第二十二卦，“贲”是装饰得很好的意思，贲卦的代号是5∶1。

㊱困：是《易经》的第四十七卦，“困”是陷在艰难痛苦或无法摆脱的环境中的意思，困卦的代号是2∶6。

㊲既济：是《易经》的第六十三卦，“既济”是水火既济盛极将衰的意思，既济卦的代号是5∶2。

㊳未济：是《易经》的第六十四卦，“未济”是未完成、还没有终止的意思，未济卦的代号是2∶5。

㊴家人：是《易经》的第三十七卦，“家人”是家长的意思，家人卦的代号是5∶3。

㊵解：是《易经》的第四十卦，“解”是阐释解除困难法则的意思，解卦的代号是2∶4。

㊶丰：是《易经》的第五十五卦，“丰”是丰富、盛大的意思，丰卦的代号是5∶4。

㊷涣：是《易经》的第五十九卦，“涣”是散开、涣散的意思，涣卦的

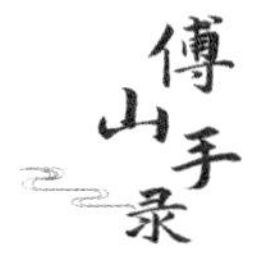

代号是2∶3。

㊸革：是《易经》的第四十九卦，“革”是改革的意思，革卦的代号是5∶6。

㊹蒙：是《易经》的第四卦，“蒙”是蒙昧未开的意思，蒙卦的代号是2∶1。

㊺同人：是《易经》的第十三卦，“同人”是阐释和同的意思，同人卦的代号是5∶7。

㊻师：是《易经》的第七卦，“师”是用兵的意思，师卦的代号是2∶0。

㊼临：是《易经》的第十九卦，“临”是面临的意思，临卦的代号是6∶0。

㊽遯：是《易经》的第三十三卦，“遯”是逃避、躲闪、遁去的意思，遯卦的代号是1∶7。

㊾损：是《易经》的第四十一卦，“损”是损己益人的意思，损卦的代号是6∶1。

㊿咸：是《易经》的第三十一卦，“咸”是男女之间相互感应道理和方法的意思，咸卦的代号是1∶6。

51节：是《易经》的第六十卦，“节”是节制的意思，节卦代号是6∶2。

52旅：是《易经》的第五十六卦，“旅”是出行、旅行的意思，旅卦的代号的1∶5。

53中孚：是《易经》的第六十一卦，“中孚”是诚信立身的意思，中孚卦的代号是6∶3。

54小过：是《易经》的第六十二卦，“过”是从这儿到那儿，从此时到彼时的意思，小过卦的代号是1∶4。

55归妹：是《易经》的第五十四卦，“归妹”是女子出嫁的意思，归妹卦的代号是6∶4。

56渐：是《易经》的第五十三卦，渐”是慢慢、一点一点、逐渐的意思，渐卦的代号是1∶3。

57睽：是《易经》的第三十八卦，“睽”是不顺、乖离的意思，睽卦的代号是6∶5。

58蹇：是《易经》的第三十九卦，“蹇”是跛的意思，蹇卦的代号是1∶2。

(59)兑：是《易经》的第五十八卦，“兑”是谈论喜悦的意思，兑卦的代号是6∶6。

(60)艮：是《易经》的第五十二卦，“艮”是山的意思，艮卦的代号是1∶1。

(61)履：是《易经》的第十卦，“履”是实践、行动的意思，履卦的代号是6∶7。

(62)谦：是《易经》的第十五卦，“谦”是谦让的意思，谦卦的代号是1∶0。

(63)泰：是《易经》的第十一卦，“泰”是安定的意思，泰卦的代号是7∶0。

(64)否：是《易经》的第十二卦，“否”是否定，不是地意思，否定，否卦的代号是0∶7。

(65)大畜：是《易经》的第二十六卦，“大畜”是大的蓄积的意思，大畜卦的代号是7∶1。

(66)萃：是《易经》的第四十五卦，“萃”是聚集、团结的意思，萃卦的代号是0∶6。

(67)需：是《易经》的第五卦，“需”是等待的意思，需卦的代号是7∶2。

(68)晋：是《易经》的第三十五卦，“晋”是前进、晋升的意思，晋卦的代号是0∶5。

(69)小畜：是《易经》的第九卦，“小畜”是少许积蓄的意思，小畜卦的代号是7∶3。

(70)豫：是《易经》的第十六卦，“豫”是安闲的意思，豫卦的代号是0∶4。

(71)大壮：是《易经》的第三十四卦，“壮”是大、有力、强盛、强壮的意思，大壮卦的代号是7∶4。

(72)观：是《易经》的第二十卦，“观”是观看、观仰的意思，观卦的代号是0∶3。

(73)大有：是《易经》的第十四卦，“大有”是力量、物质、气运充沛的意象，大有卦的代号是7∶5。

(74)比：是《易经》的第八卦，“比”是辅佐的意思，比卦的代号是0∶2。

(75)夬：音guài，是《易经》的第四十三卦，“夬”是分决、决断的意思，夬卦的代号是7∶6。

(76)剥：是《易经》的第二十三卦，“剥”是剥落的意思，剥卦的代号是0∶1。

呼吸论

养浩生曰：此呼吸之炁，果有何妙而顾数之？

真人曰：夫呼吸者，一出一入之息也，即一升一降之气也。在外为出入，在内为升降。一吸为进、为升，一呼为出、为降。人自漏初下至漏终①，共一万三千五百息，一呼脉行三寸，一吸脉行三寸，一日气脉共行一百八十丈[1]。所以医家察人寒热②，亦以息数多寡辨之。故调此呼吸，则六腑可以宣通，百脉可以顺傯③。虽是后天，然先天之真炁亦在于兹而寄之焉。《黄庭经》云：吸庐外出入丹田[2]，此外呼吸也。古师云：真就真人呼吸处，姹女④往来飞，此内呼吸也。盖外呼吸为入道之基，内呼吸为修道之本；外呼吸不可废之于初，内呼吸不可缺之于后。故无此外呼吸，则升不能升，降不能降，既无升降，则无运用，从何下手？故呼吸之际，为入道者第一关也。子其辨之。

【语译】

养浩生说：这呼吸之气，究竟有什么奥妙之处而需要注意数息呢？

真人说：呼吸，就是一出一入的息，也就是一升一降的气。从外而言是出入，对内而言就是升降。一吸气就是进入，就是升气；一呼气就是出去，就是降气。人从一天的漏初开始到漏终结束，共计呼吸 13500 次，每次呼气气行 3 寸，每次吸气气行 3 寸，一天气脉共行 180 丈。所以医家诊察人的寒热，也可以通过息数的多少进行辨别。所以调炼呼吸，六腑可以宣畅通达，百脉可以顺利流畅。呼吸虽然是后天之气，但先天之气也在其中蕴藏着。

《黄庭经》云："吸庐外出入丹田"，这是指外呼吸而言。

古师云："真就真人呼吸处，姹女往来飞"，这是指内呼吸而言。

外呼吸是入道的基础，内呼吸是修道的根本；外呼吸不可荒废于修炼的初期，内呼吸不可缺失于后期的修炼。如果没有这个外呼吸，体内之气该升时则不能上升，该降时则不能下降，如果气机没有了升降，也就失去了它的功用，那修炼从哪里下手呢？所以呼吸之间，正是入道者修炼的第一关啊。你一定要明白这些道理。

【校勘】

1. 此处原文为“一百八十丈”。按，一天中，人大约呼吸13500次，每次呼气气行3寸，每次吸气气也行3寸，13500次×（3+3）寸=810丈，所以此处原文中说“一日气脉共行一百八十丈”应为“八百一十丈”之误，特此说明。

2. 此处原文《黄庭经》“吸庐外出入丹田”一句，查《黄庭经》有“嘘吸庐外出入丹田”“呼吸庐外出入丹田”等不同版本的流传，故疑此处“吸”字之前漏写了一个“嘘”或“呼”字。

【注释】

① 自漏初下至漏终：漏，即“刻漏”，是古代用滴水的方式用于计时的一种仪器。漏初就是滴水的开始，漏终就是滴水的结束，自漏初下至漏终指从开始到结束，这里指一昼夜。

② 寒热：病状名。主要证见发冷发热，或战栗不欲食。《素问·风论》：“其寒也则衰食饮，其热也则消肌肉，故使人怢栗不能食，名曰寒热。”

③ 鬯，音chàng，古代同“畅”，旺盛。《汉书·郊祀志》中记载有“草木鬯茂”。

④ 姹女：亦作“奼女”，有少女、美女的意思。在道家炼丹时，称水银为姹女，指心、神、意念。

真炁辨

养浩生曰：呼吸既属后天，则先天之真炁岂又有一种乎？

真人曰：然。呼吸虽属修行第一关，使修行者止于鼻头作功夫，则又拙也。要知未有此身之先，而我之身且无所着，何况呼吸？此无所着处，正是真我。人要究此真我寄于何所？来自何方？不过杳冥一炁[①]而已。此杳冥一炁，即道之精也，故曰：至道之精，杳杳冥冥。夫杳冥之炁，方是真炁。无此真炁，虽能运动，止是凡躯，不名圣体，子其辨之。

【语译】

养浩生说：呼吸之气既然属于后天，那么先天之真气难道是又有另一种吗？

真人说：是的。呼吸虽然属于修行的第一关，让修行者把注意力集中在鼻头上做功夫，则又显的笨拙了。要知道在没有这个身体之前，连我的身体都没有着落，更何况是呼吸呢？这个没有着落的地方，正是真正的我。人们如果要深究这个真我到底存在于何处？来自何方？其实不过只是杳冥一炁而已。这个杳冥之气，也就是道之精微，故曰：至道之精，杳杳冥冥。杳冥之气，才是真气。没有这个真气，虽然可以行动，但只不过是凡人之躯，不能叫作圣人之体，你要辨别清楚。

【注释】

① 杳冥一炁：杳冥，指极高或极远以致看不清的地方；一炁，指先天一炁，又称为先天真一之炁。指在天地产生之先，混沌未开、阴阳未判之时，生天、生地、生人、生万物的原始之气，称为先天一气。王重阳《五篇灵文》曰："凝神下照坤宫，杳杳冥冥，而得真气发生，神明自来，谓一阳生而为复也。"

所以呼吸之处论

养浩生曰：此呼吸虽出入于鼻，然所以呼吸之处，端在何处？

真人曰：所以呼吸之处，中宫也，此处原法象天地[①]。天之至极处、抵地之至极处，共八万四千里，而人物之生育则八万四千里之一万二千里焉。人身之形体亦复如是，心若天也，肾若地也，自心之至极处，以至肾之至极处，共八寸四分，而神炁之盘结则在八寸四分中之一寸二分焉。

此个去处，在心之下，肾之上，肝之右，肺之左，中有一窍[②]，其色甚黄，外分八窍，故吾旌阳老祖曰"中黄八柱"是也。前后二窍，以象乾坤，上者自心以通泥丸，下者自肾以彻涌泉，旁六窍以象坎、离、震、兑、巽、艮，通于六腑。一身之炁，皆萃于此，如水之朝东焉。人之积炁，必积于此，盖炁于此积、胎于此结，真长胎、住息之真去处也。

【语译】

养浩生说：这种呼吸虽然出入于鼻，然而呼吸的究竟之处，到底是在哪里呢？

真人说：其实呼吸的真正之处，是在中宫，这个地方源于天地所现。从天的最高处到地的最深处，共84000里，而世间人、物的生育之处就在84000里的12000里处。人的身体也是这样，心好比是天，肾好比是地，从心的最高处，到肾的最低处，共8寸4分，而神气凝结的地方就是在这8寸4分中的1寸2分处。这个地方，在心的下面，肾的上面，肝的右面，肺的左面，中间有一个窍，它的颜色为深黄色，外面分为八个窍，所以我们旌阳老祖说的“中黄八柱”就是这里。前后两个窍象征乾坤二卦，上面的窍从心向上直通泥丸，下面的窍从肾向下直达涌泉，旁边六窍分别象征坎、离、震、兑、巽、艮六卦，与人体的六腑相通。人体全身之气，都汇粹于此，就好像水总是朝着东方流向大海一样。人们练功积气，一定要积存在这个地方，气在此聚积，胎在此凝结，这个地方是真正长胎、住息之处。

【注释】

① 法象天地：象有效仿之意，这里指效仿天地，天地人合一的体现。

② 窍：人体器官的孔。

外郛论

养浩生曰：何谓外郛[①]？

真人曰：外郛者，人之凡躯也。此身支节虽多，原系一道血脉包络，节节相通[②]。脉之根蒂虽内通脏腑，要知脉之经由处，方为知炁脉之全，乃可以称道。不然，徒[③]盲[④]生耳。

于坐时，自大指、次指端，上阳溪[⑤]两筋，至督大椎[⑥]，行颈，入齿缝，夹口吻，交人中，夹鼻孔，诸跳动，乃中宫炁由大肠、肺经而出[1]。

于坐时，自鼻两旁上左右，交额[2]，绕唇，交承浆[⑦]，过督，下膝，入足中指，诸脉跳动者，乃中宫炁由胃经而出。

于坐时，自足大指，上股，入腹，至中下脘[⑧]，历胸，挟咽，连舌，诸脉跳动，乃中宫炁由脾经而出。

于坐时，自小指端，出腕与踝[⑨]，出肘，循肩，会督大椎，分左右下腋[3]，过上腕、中腕[4]，循颈至目角，入耳，诸脉跳动者，乃中宫炁由小肠而出。

于坐时，起于目内眥[10]，过督，分左右，一支由玉枕下顶抵大椎而下，一支由腰贯臀背至足小指，诸脉跳动者，乃中宫炁由膀胱而出。

于坐时，自足小指下涌泉[11]，至督注肓俞，下任，复上喉，又复下绕心，诸脉跳动，乃中宫炁由肾经而出。

于坐时，自胸下膈，出胁，降腋，循臂，入掌中，复循小指、次指，诸脉跳动，乃中宫炁由心包络而出。

于坐时，自小指出次指，循臂外，贯肘，上肩，交膻中，绕下膈，挟耳，过督大椎，诸脉跳动，乃中宫炁由三焦而出。

于坐时，自目外眥，抵头，循发际外，折下耳后，循颈出督大椎，以至膝，抵足小指，诸脉跳动，乃中宫炁由胆经而出。

于坐时，自足大指，循足跗，贯膝，绕阴器，会任，循喉，连目系，下颊，交唇，诸脉跳动，乃中宫炁由肝经而出。

此际皆由中宫炁满[12]，传达各经，各经气足，流通各脉。一脉流动，则是本经气足。倘于坐时有不跳动之脉，必其本经气不足也，子其识之。

【校勘】

1.按照文义，此处为手阳明大肠经之循行，并不包括肺经，所以条文最后应改为“乃中宫炁由大肠经而出”，方合文义。

2.额，根据句意，应为“颊”。

3.腋，按上下文义，应为“膈”字之误。

4.上腕、中腕，按上下文义，应为“上脘、中脘”之误。

【语译】

养浩生说：什么叫外郛呢？

真人说：外郛，就是指我们普通人的躯体。这个身体四肢、百节虽然很多，但原本都只是一道血脉包络，节节相通。血脉的根向内与脏腑相通，需要明白了血脉的循行路线，才能算是明白了气脉的全部，才可以称之为道。要不然，白白地增加了很多迷惑。

在静坐中，从大指、次指（即食指）之端，向上沿着腕部两筋之间的阳溪穴，一直向上到达督脉的大椎穴，并沿着颈部，进入下牙齿间，夹口旁（会地仓穴），交于人中（会水沟穴），向上夹鼻孔旁（口和髎穴、迎香穴），这条经脉上出现各种气脉跳动，是中宫之气从大肠经、肺经而出的表现。

在静坐中，从鼻子左右两旁向上，交会于頞部（鼻根处），环绕口唇，交会与承浆穴，经过督脉向下经过膝关节，最后进入脚的中趾，这条经脉上出现各种气脉跳动，是中宫之气从胃经而出的表现。

在静坐中，从脚大趾开始，向上至大腿内侧，进入腹腔，到达中下脘，经过胸部，挟咽喉两侧，连接到舌根，这条经脉上出现各种气脉跳动，是中宫之气从脾经出来的表现。

在静坐中，从小指末端开始，向上沿着腕部，出于肘内侧，沿着肩部，交会与督脉大椎穴，分左右两脉分别通过腋下，到达上脘、中脘部。另一支脉沿着颈部到外眼角，进入耳中，这条经脉上出现各种气脉跳动，是中宫之气从小肠经出来的表现。

在静坐中，从眼内角开始，向上经过督脉（交会于百会穴），分为左右两支，一支从玉枕向下到达大椎之后往下循行，另一支从腰部分出通过臀部到达脚的小趾，这条经脉上出现各种气脉跳动，是中宫之气从膀胱经出来的表现。

在静坐中，从脚的小趾经过涌泉，向上到脊督（脊柱）而注于肓俞穴，向下又会于任脉（关元穴、中极穴），又上咽喉，然后又向下络心，这条经脉上出现各种气脉跳动，是中宫之气从肾经出来的表现。

在静坐中，从胸部向下，通过膈肌，沿胸部出两胁，到腋下，沿着手臂，进入手掌中，又沿着小指、无名指出于末端，这条经脉上出现各种气脉跳动，是中宫之气从心包络经出来的表现。

在静坐中，从小指开始到无名指，沿着手臂外侧，通过肘尖，向上到达肩部，交会于膻中，向下通过膈肌（遍属三焦）。另一支脉向上挟耳，并经过督脉大椎穴，这条经脉上出现各种气脉跳动，是中宫之气从三焦经出来的表现。

在静坐中，从眼外角开始，到达头部，沿着发际的外侧，再折下到耳后，沿着颈部到达督脉大椎穴，向下通过膝关节，最终到达脚小趾，这条经脉出现各种气脉跳动，说明是中宫之气从胆经出来的表现。

在静坐中，从脚大趾开始，沿着足背，通过膝关节，向上环绕阴部，（至小腹）交会于任脉（曲骨穴、中极穴、关元穴），向上经过咽喉，连接目系（眼球后的脉络联系），下向颊里，环绕唇内，这条经脉出现各种气脉跳动，是中宫之气从肝经出来的表现。

这些反应都是由于中宫之气充实，传达到各条经脉，各条经脉之气充足，再流通到各条络脉。一条经络的气脉流动，就是这条经络之气充足的表现。假如在静坐中有气脉不跳动的经络，一定是这条经络气脉不足的缘故，你对这些道理一定要明白。

【注释】

① 郛：古代指城外面围着的大城，这里指人的躯体。

② 节节相通：是指全身各部关节都要松畅顺遂，使力能任意达至各部梢节，勿有别扭和阻隔。

③ 徒：《说文解字》："徒，步行也。"舍车随车而步行是徒的本义。后来由"舍车随车而步行"之车空，引申为"白白地。"如：徒然。徒劳无益。

④ 盲：指瞎、看不见东西以及对事物不能辨认等。

⑤ 阳溪：经穴名。出自《灵枢・本输》。别名中魁，属手阳明大肠经。位于腕区，腕背侧远端横纹桡侧，桡骨茎突远端，解剖学"鼻烟窝"凹陷中。当拇短伸肌腱、拇长伸肌腱之间，有头静脉，桡动脉本干及其腕背支，布有桡神经浅支。主治头痛、目赤肿痛、耳聋、手腕痛等。现代常用于治疗腕关节及周围软组织疾病、神经性头痛、眼痛、耳鸣、耳聋、牙痛、小儿消化不良、偏瘫、扁桃体炎等。

⑥ 大椎：经穴名。出自《素问・气府论》。别名百劳、上杼，属督脉。三阳、督脉之会。在后背正中线上，第七颈椎棘突下凹陷中。布有第八颈神经后支及第一胸神经后支的内侧支；颈横动脉分支。主治发热、疟疾、中暑、感冒、癫狂、癫痫、骨蒸潮热、盗汗、咳喘、脊背强急、项强，及肺结核、支气管炎等。

⑦ 承浆：经穴名。出自《针灸甲乙经》。是任脉与足阳明胃经的交会穴，在面部，当颏唇沟的正中凹陷处。承浆穴近于口，该穴有镇静镇痛作用。主治口眼歪斜、唇紧、面肿、齿痛、齿衄、龈肿、流涎、口舌生疮、暴

喑不言、消渴嗜饮、小便不禁、癫痫等疾病。

⑧中下脘：中脘、下脘均属于任脉，位于腹部。中脘，位于脐中上4寸，前正中线上。于胸剑联合与脐中连线的中点处取穴。下脘，位于脐中上2寸，前正中线上，于胸剑联合至脐孔连线的下1/4与上3/4的交点处取穴。两穴均具有健脾和胃的功效，临床上可用于治疗胃痛、腹胀、恶心呕吐等肠胃不适症状。

⑨踝，这里指手腕后面小指一侧的高骨。

⑩眥：即眦。

⑪涌泉：经穴名，出《灵枢·本输》，属足少阴肾经，井（木）穴。在足底部，卷足时足前部凹陷处，约当足底二三趾趾缝纹头端与足跟连线的前1/3与后2/3交点上。布有第二趾底总神经，深层为足底弓。主治昏厥、头顶痛、眩晕、喉痹、衄血、舌平、失声、小儿惊风、癫痫、足心热、五趾尽痛、休克、中暑、神经衰弱、高血压、精神分裂症等。

⑫中宫炁满：中宫，指中丹田，在心窝部位。金松岑《心声》："夫士，国之肝肾；夫士之言，国之声息也。肢体惫而声息雄，议论不少倦。中宫之气必完，干必终固。"炁，通"气"，指得气；满指充实。气感丰满、充实，谓之气满。《针灸大成》："若觉针下气满，便倒其针。"

内脏郛解

养浩生曰：敢问何谓内郛？

真人曰：夫内脏郛者，盖以五脏为中甹[①]之郛也。人身脏腑内景[②]各有区别，参稽古论，述此详解。

凡人咽喉[③]二窍，同出一腕，异途施化。喉在前，主出纳；咽在后，主吞咽。喉系坚空，连接肺，本为气息之路，呼吸出入，下通心肝之窍，以激诸脉之行气之巨海。咽系柔空，下接胃，本为饮食同路，水食同下，并归胃中，乃水谷之海[④]也。二道并行，各不相犯。

盖饮食必历气口而下，气口有形，谓之会厌[⑤]。凡饮食当咽，会厌即垂，厥口乃闭，故水谷下咽，了不相犯。语言呼吸则会厌开张，当食言语，则水谷乘气送下喉腕，遂刺而咳也。

喉之下有肺，两叶白莹，谓之华盖[⑥]，以覆诸脏。虚如蜂窠，下无透窍，故吸之则满，呼之则虚。一呼一吸，消息自然，无有穷已，乃清浊[⑦]之交运，人身之橐龠[⑧]也。

肺之下有心，心有系络，上属于肺，肺受清气，下乃灌注。外有包络，裹赤黄脂。其象尖长圆扁，其色黑赤黄青，其中窍数多寡各异。上通于舌，旁有系一脉，下连于肾，而注气焉。

心之下有膈膜[⑨]，与脊胁周回相著，遮蔽浊气，使不得上薰[1]心肺，所谓膻中[⑩]也。

膈膜之下有肝，肝有独叶者，有二三叶者。其亦上络心肺，为血之海，上通于目，下亦无窍。

肝短叶下有胆，胆有汁，藏而不泻。

此喉之一窍，施厥运化[⑪]，流行薰[1]蒸，以成脉络者如此。

咽至胃，长一尺六寸，通谓之咽门[⑫]。

咽下有膈膜，膈之下有胃，盛饮食而腐热[2]之。则左有脾，与胃同膜而附其上，其色如马肝赤紫，其形如刀镰，闻声则动，动则磨胃，食乃消化。

胃之下，右[3]有小肠，后附脊膂，左还回周叠积，其注于回肠者，外附脐上，共十六曲。

右有大肠，即回肠，当肠左环回周叠积而下，亦盘十六曲，广肠附脊以受回肠，左环叠积，下辟乃出滓秽[⑬]之路。

广肠左侧有膀胱，乃津液之府[⑭]。五味[⑮]入胃，其津液[⑯]上升，化为血脉，以成骨髓。精液之余，溜下下部，得气之气，施化小肠，渗入膀胱而溲便注泄矣。

凡胃中腐热[2]水谷，其精气自胃之上口曰贲门[⑰]，传于肺，肺播于诸脉；其滓秽自胃之下口曰幽门，传于小肠，至小肠下口曰阑门[⑱]，泌别其汁，清者渗出小肠以入膀胱，滓秽之浊则转入大肠。

膀胱赤白莹净，外无所入之窍，全假气化施行。气不能化，则闭隔不通而为病矣。

三焦有名无形，主持诸炁，以象三才[⑲]。故呼吸升降、水谷往来，皆赖此通达。

上焦出于胃上口，并咽以贯膈而布胸中，走腋，循大降之分而行传胃中，谷味之精炁于肺播于诸脉。

中焦在胃中腕[4]，不上不下，主腐熟水谷，泌糟粕，蒸津液，化其精微，上注于肺脉，乃化而为血，以润身体。生育之机，莫贵于此，故独得于经，遂命曰营气⑳。

下焦如渎，其炁起于胃下腕[4]，别附回肠，注于膀胱，主出而不纳。

此脾、胃、大肠、小肠，三焦，乃咽之一窍，资生血气，转化糟粕而出入如此。

肾有二，乃精所舍也。生于脊膂第十四椎下，两旁各一分[5]五分，形如豇豆，相并而曲，附于脊外。有黄脂包裹，内白外黑。各有带二条，上条系于心，下条过屏翳穴㉑，从趋脊骨，下有大骨，在脊骨之端，如半手许，中有两穴，是肾带经过，上行夹脊至脑中，是为髓海㉒。

五脏之真，惟肾为根。肾上下有窍，谷味之液，化而为精，人乃久生。肾虚精绝，其生乃灭。凡人肾虚，水不足也，往往见人补以燥药，以火炼水，其精愈烁。摄生者，观于肾之神里，则咽津纳液，正所以滋培肾蒂也。夭寿之消息，不端系之于肾乎？

此诸脏郛窍穴如此。知此窍，则知世人身躯，莫非真炁之布护，故流通则命固，滞塞则疾生。况内结夫胎息，神与炁并者乎！

【校勘】

1.“薰”，应为“熏”。

2.“热”，应为“熟”。

3.“右有小肠”一句，依照上下文义，应改为“左有小肠”。

4.“腕”，应为“脘”。

5.“分”，应为“寸”。

【语译】

养浩生说：请问什么是内郛呢？

真人说：内郛，也就是内脏郛，是指以五脏为中心的生命或身体。人体的脏腑内景各有不同，参考古代的文献及论述，对此进行详细的解释。

人的咽喉两个窍，同出一处，而各有不同的作用。喉在咽的前面，主要的功能是气息的出入；咽在喉的后面，主要的功能是饮食的吞咽。喉是较为坚硬的空腔器官，连接着肺脏，原本就是气息的通道，主管呼吸的出入，向下与心、肝之窍相通，以激荡促进各条经脉的运行，是气之“巨海”。咽是较为柔软的空腔器官，向下连接着胃，原本就是饮食共用的通道，水和食物都从这里往下，一起到达胃中，乃为“水谷之海”。咽、喉这两条管道并行而下，互不干扰。

饮食一定是先经过气口而后向下进入咽管，这个气口上的有形之物，就叫作会厌。当饮食要下咽时，会厌就会下落，气口就会被关闭，所以水谷下咽的时候，与气口互不相干。说话、呼吸的时候会厌就会打开，所以当吞咽饮食的时候说话，水和食物就很容易随着气进入喉部，进而刺激喉管出现咳呛。

喉的下面是肺，肺有两叶，洁白晶莹，称之为华盖，用以遮蔽各个脏腑。肺的内部空虚犹如蜂巢，下面没有孔窍，所以吸气的时候就会充满，呼气的时候就会排空。一呼一吸，自然消长、盈亏，没有穷尽，是清气与浊气交互运行的地方，就好像人体的风箱一样。

肺的下面是心，心有一系列的脉络相连，向上与肺相连，肺纳入清气，向下灌注心系。心的外面有包络，包裹着一层赤黄色的脂膜。心的外形呈尖长圆扁的形状，颜色为黑、赤、黄、青，其中孔窍的多少因人而异。向上与舌相通，旁边有一条脉络，向下与肾连接，用来向下注气。

心的下面是膈膜，与脊柱及两侧的胁肋相互粘连形成一个圆形，可以遮蔽浊气，使浊气不能向上熏蒸心、肺，这里也就是膻中。

膈膜的下面是肝，肝有单独一个整叶的，也有分成两叶三叶的。它也有脉络向上与心、肺相连，是血的海洋，还向上与眼睛相通，肝的下面也没有孔窍。

在肝的短叶下面是胆，胆内有汁，藏而不泻。

这些都是与喉这个孔窍相关的，各种功能、作用与变化，以及流动、运行、熏蒸，从而形成脉络的内容。

从咽到胃，长度为一尺六寸，统称为咽门。

咽门下是膈膜，膈膜的下面是胃，主要是受盛和腐熟饮食。它的左边是脾，和胃一起附着在隔膜之下，它的颜色好像马的肝脏呈赤紫色，它的形状如镰刀，它一听到胃中有饮食进入的声音就开始运动，一运动胃就加快磨动，食物也就随之消化。

在胃的下面，左侧为小肠，向后附着在脊柱上，还向左盘旋回绕叠积，向下连接到回肠时，外面附着在肚脐内，共有十六个弯曲。

右侧是大肠，就是回肠，它也向左盘旋环绕叠积而下，也盘绕十六个弯曲，广肠（即指包括乙状结肠和直肠的肠段）附着在脊柱上并与回肠相接，继续向左盘绕叠积，是向下排除污秽、肮脏之物（大小便）的通路。

广肠左侧是膀胱，是人体津液之府。饮食五味进入胃中，其津液上升，化生成血液，濡养骨髓。精液多余的部分，流向下部，经过气的蒸腾气化，再经过小肠的吸收运化，最后渗入到膀胱再化为小便排泄出体外。

胃中的饮食经过腐熟之后，其中的精气从胃的上口即贲门，上传入肺，肺再把精气传播给全身的经脉；其中剩余杂质从胃的下口即幽门，向下传输给小肠，一直传到小肠的下口即阑门，进一步泌别这些液体，其中泌别出清的液体从小肠进入膀胱，浑浊的杂质则转入大肠。

膀胱呈赤白色，晶莹洁净，外面没有可以进入的通道，全靠气化功能进行。如果气不能化的话，就会出现闭隔不通的病变。

三焦有名字，但却没有形状，主要掌管全身的气，以象征三才之象。所以呼吸出入、气机升降、水谷往来，都依赖三焦而通达。

上焦起于胃的上口，与咽并行，穿过膈肌而布散于胸中，通过两腋，沿着两臂而分别运行。并把胃中饮食之精气传输于肺，进而传播到全身各个经脉之中。

中焦位于胃部中脘，不上不下，主要的功能是腐熟水谷，泌别糟粕，蒸腾津液，化生出来的精微物质，再向上输注于肺，气再化生为血，以滋润身体。生育之机，没有比这个更宝贵的了，所以单独被经典命名而叫作营气。

下焦就像是水，其气起于胃部下脘，又附着在回肠上，最终注入膀胱，主要的功能是排出，而不管收纳。

脾、胃、大肠、小肠、三焦，都是和咽这个孔窍相关，主要负责滋生气血，转化糟粕，以及摄入、排泄等这些功能。

肾有两个，是精之宅舍。附着在脊柱的第十四椎下，两边各一寸五分的地方，形状就像豇豆一样，相互并列而弯曲，附着在脊柱两侧。有黄色的脂膜包裹，里面呈白色，外面呈黑色。分别有两条带状物，上面的一条与心连接，下面的一条通过屏翳穴，进入脊柱内部，脊柱下面有一个比较大的骨头，在脊柱末端，好像半个手掌那么大，中间有两个穴位，是肾带经过的地方，再向上从夹脊到达脑中，这就是髓海。

五脏之真气，只有肾才是根。肾上下都有孔窍，饮食之津液，化生成精，然后人才可以长生。若肾虚而精绝，则生命将灭。人肾虚，而水常不足，却往往见人们用燥热之药大补，用火来烧水，精则更虚。懂得养生之人，基于肾的内景理论，则用咽纳津液的方法练功，正好滋养、培补肾根。寿命的增减，难道不是系于肾吗？

这是有关各个脏腑、窍穴的常识。知道这些窍要，就会知道人们的身体，没有不是靠真气之布护，所以真气流通则生命坚固，真气郁滞壅塞则疾病丛生。更何况能内结胎息，神与气合的人呢！

【注释】

①原书中写作："亭"，疑为"甼"字的异体字或讹误，今为排版方便，书中该字均暂用"甼"字代替，特此说明。甼，音 tǐng，古代同町，田地、田界的意思。又，上边"日"字，为阳；下边"丁"字，配火；合起来代表五脏之"心"，似是于义也通。

②内景：景者，像也，色也，如景象、景色等，在传统医学中有内景、外景之分。所谓"内景"者，是医者运用《内经》中"精神内守"的"内视功夫"，把思想高度的集中，体会体内"真气"运行的正常轨道，从实践中累积经验，把这些真气流注的情况和运行的轨道，用分析的方法分别记录下来，又用归纳的方法把它统一起来，如我们现在完整的手足十二正经和奇经八脉的"内景经络图"，进而流传至今的"经络论""气化论"。

③咽喉：器官名。咽和喉的总称。"咽"为食道通称，后人又称作"胃系"。喉为气管的通称又称"肺系"。《灵枢·忧恚无言》："咽喉者，水谷之道也；喉咙者，气之所以上下也。"《类经》卷二十一张介宾："人有二喉，一软一硬。软者居后，是谓咽喉，乃水谷之道，通于六府者也。硬者居前，是谓喉咙，为宗气出入之道，所以行呼吸，通于五脏者也。"

④水谷之海：胃的别称，为四海之一。水谷是水液和谷物等饮食的统称。胃是饮食汇集并进行腐熟、消化之处，犹如百川汇聚入海。《灵枢·海论》："胃者，水谷之海。"

⑤会厌：解剖部位名称。出自《灵枢》。位于舌部及舌骨之后。形如一树叶，柄在下，能张能收，呼吸语言时，会厌开启，饮食吞咽或呕吐时，则会厌关闭，以防异物入气道。《儒门事亲》卷三："会厌与喉上下以司开阖，食下则吸而掩，气上则呼而出。"《灵枢·忧恚无言》："会厌者，音声之户也。"《类经》卷二十一："会厌者，喉间之薄膜也，周围会合，上连悬壅，咽喉食息之道得以不乱者，赖其遮厌，故谓之会厌，能开能阖，声由以出，故谓之户。"又叫吸门。《难经·四十四难》："会厌为吸门（为七冲门之一）。"

⑥华盖：原指古代帝王的车盖，此处形容肺如五脏的华丽伞形的遮篷。《备急千金要方·肺腑》："肺为五脏之华盖。"《素问·病能论》："肺为藏之盖也。左右各一，在膈膜之上，上连气道，喉为门户。"覆盖着其他脏腑，是五脏六腑中位置最高者，故称"华盖"，为五脏之长。

⑦清浊：意思是指清气和浊气，出自《灵枢·阴阳清浊》："愿闻人气之清浊。岐伯曰：受谷者浊，受气者清。清者注阴，浊者注阳。浊而清者，上出于咽，清而浊者，则下行。清浊相干，命曰乱气。"

⑧橐龠，音 tuó yuè，是鼓风吹火用的器具，古代生活工具之一，在历史上橐龠还推进了金属冶炼的发展，此处比喻肺主气、司呼吸、调节气机的功能。

⑨膈膜：膈膜是在心脏和双肺下方，肝、脾和胃上方的部位。膈的作用可以遮膈胃肠消化饮食所产生的浊气，不使浊气上熏心肺。通常膈随着呼吸而升降运动，十二经脉中，有很多经脉是上下贯串膈膜的。

⑩膻中：别称元儿、元见、上气海，出自《灵枢》。膻指空腔，中指中央。因穴在玉堂之下的胸腔中部，适当两乳中间，且因膻中为心之外周，代心布令，居于胸膜之中，故名膻中。《灵枢·胀论》："夫胸腹，脏腑之郭也。膻中者，心主之宫域也。"《采艾编》："膻中，上焦之气，此为中央。"

⑪施厥运化：施，指施展、施行。厥，此处相当于"其""之"，指这些、这个。运化，运行变化。

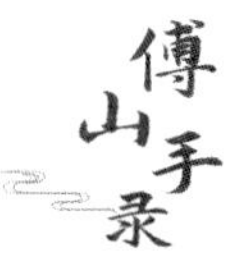

⑫ 咽门：即咽。咽为进入食管和气管的门户，下连食道和气道，故称咽门。出自《灵枢·肠胃》："咽门重十两，广一寸半。"

⑬ 滓秽，滓，本意指液体里下沉的杂质，引申指污黑，污浊。秽，肮脏。滓秽，此处指体内杂质所分解的大小便等。

⑭ 津液之府：膀胱的别称。膀胱是贮藏津液的器官，故称津液之府。《灵枢·本输》："肾合膀胱，膀胱者，津液之腑也。"《素问·灵兰秘典论》："膀胱者，州都之官，津液藏焉，气化则能出矣。"张景岳注："膀胱位居最下，三焦水液所归，是同都会之地，故曰州都之官，津液藏焉。"

⑮ 五味：为中药学名词，即辛、酸、甘、苦、咸。药物以味不同，作用便不相同。辛味能散能行，酸味能收能涩，甘味能补能缓，苦味能泻能燥，咸味能软坚润下。

⑯ 津液：是构成人体和维持人体生命活动的基本物质之一。泛指机体一切体液及其代谢产物的总称。出自《素问·灵兰秘典论》："膀胱者，州都之官，津液藏焉"。又《灵枢·决气》："腠理发泄，汗出溱溱，是谓津。"从而说明尿与汗均由津液化生，并对体液有调节作用。

⑰ 贲门：贲门为七冲门之一，指胃上口。出《难经·四十四难》："胃为贲门。"《医宗必读》："胃之上口，名曰贲门。"其上与食道相接，贲通奔，食物从此处奔入于胃，故称贲门。

⑱ 阑门：为七冲门之一，《难经·四十四难》："大肠、小肠会为阑门。"指大、小肠交界部位。形容此处如门户间的门阑，故称阑门。

⑲ 三才：指天、地、人三才。这里指上、中、下三焦。

⑳ 营气：乃运行于血管中的精气，生于水谷，源于脾胃，出于中焦，其性柔顺，有化生血液，营养周身的作用。《灵枢·邪客》："营气者，泌其津液，注之于脉，化以为血，以荣四末，内注五脏六腑。"《灵枢·营卫生会》说："此所受气者，泌糟粕，蒸津液，化其精微，上注于肺脉，乃化而为血，以奉生身，莫贵于此，故独得行于经隧，命曰营气。"

㉑ 屏翳穴：屏翳为会阴穴的别名。出自《针灸甲乙经》。属任脉腧穴。是任脉、督脉、冲脉之交会穴，位于会阴区。屏翳具有清热利湿、开窍醒脑、调理冲任的功效，现代用于治疗溺水窒息、前列腺炎、子宫脱垂、阴道炎、阴部湿疹、尿道炎、痔疮、闭经、产后昏迷不醒、睾丸炎、阴囊炎等。

㉒髓海：人体四海之一，指脑。《灵枢·海论》："脑为髓之海，其输上在于其盖，下在风府。"又"髓海有余，则轻劲多力，自过其度；髓海不足，则脑转耳鸣，胫酸眩冒，目无所见，懈怠安卧"。《类经》卷九注："凡骨之有髓，惟脑为最巨，故诸髓皆属于脑，而脑为髓之海。"

内脏郛图

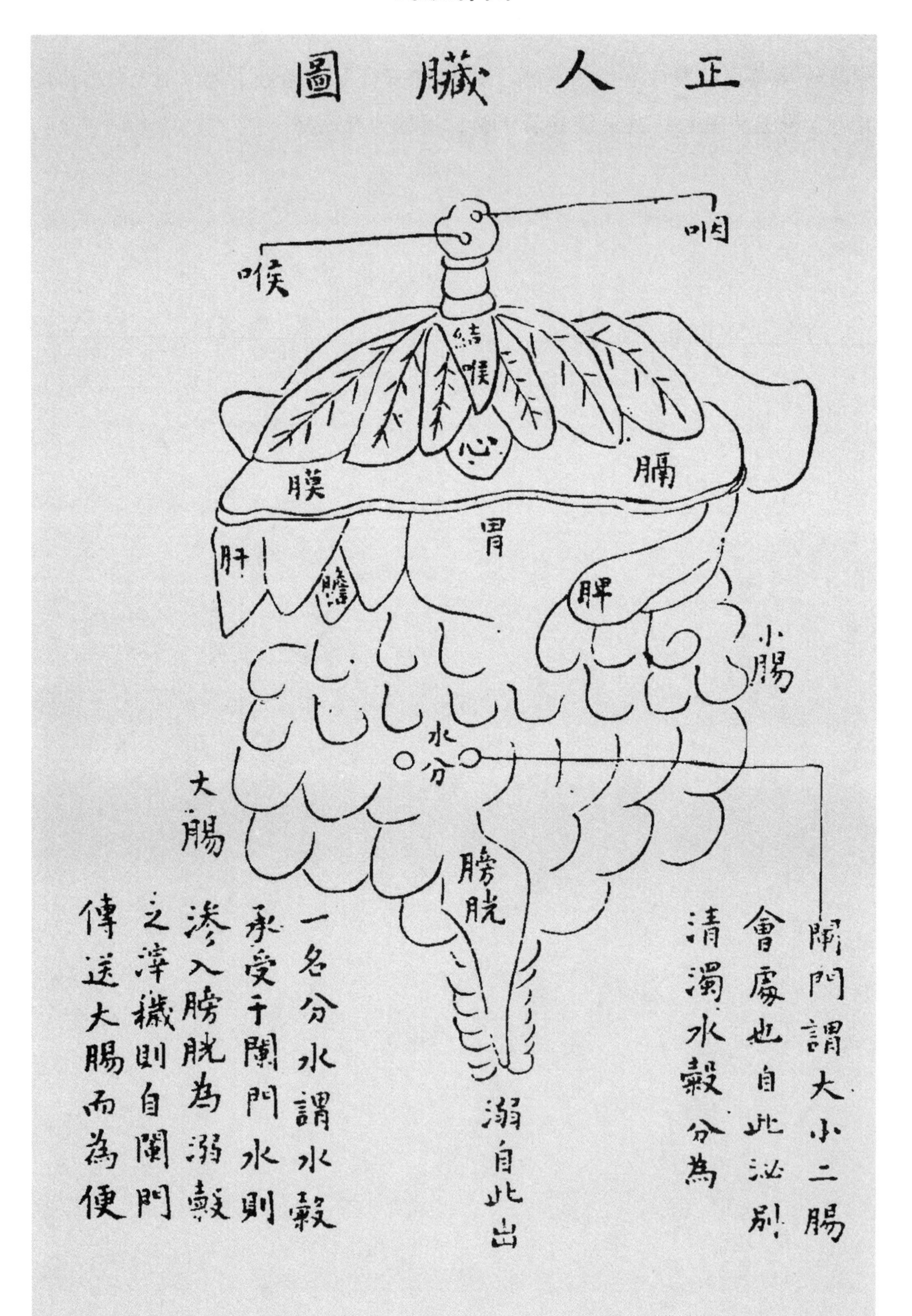
正人臟圖
咽
喉
結喉
心
膜
膈
胃
肝
膽
脾
小腸
水分
大腸
膀胱
溺自此出
闌門謂大小二腸會處也自此泌別清濁水穀分為
一名分水謂水穀承受于闌門水則滲入膀胱為溺穀之滓穢則自闌門傳送大腸而為便

伏人臟圖

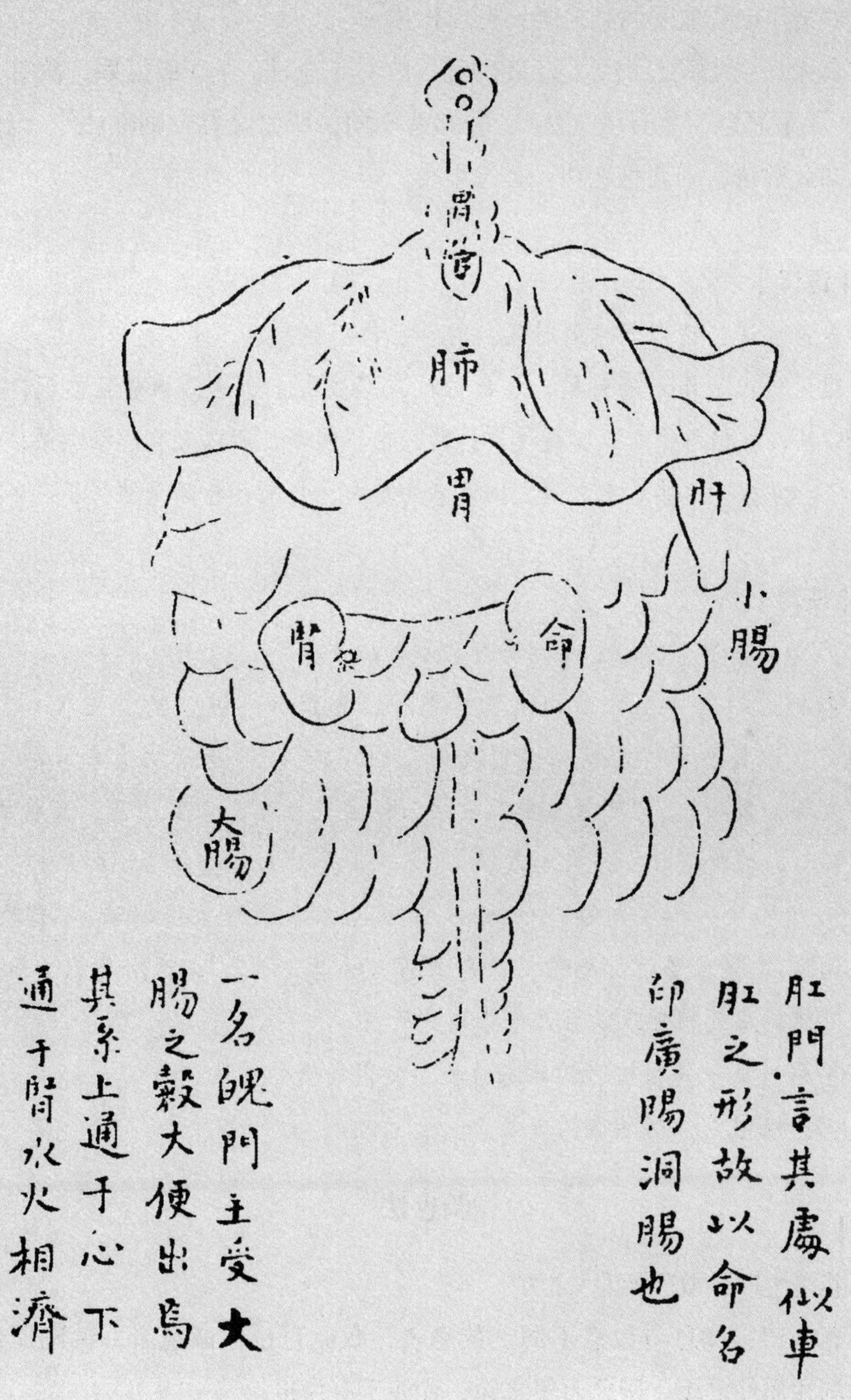

肛門言其處似車
肛之形故以命名
即廣腸洞腸也
一名魄門主受大
腸之穀大便出焉
其系上通于心下
通于腎水火相濟

调息第二

总　论

养浩生曰：敢问调息之时，有何作用？

真人曰：当调息时，念[①]最惧乱，故有止念法；神[②]最惧昏，故有却昏法[③]；炁最恶急，故有缓气法[④]；径路恶不明，所以又有辨咽喉法[⑤]，以明径路。知此数法，则调息之功，思过半矣。

【语译】

养浩生说：请问调息的时候，有什么作用呢？

真人说：当调息的时候，念最怕乱，所以有止念法；神最怕昏沉，所以有却昏法；气怕急，所以有缓气法；路径怕不明晰，所以又有辨咽喉法，来明晰路径。掌握了这些数息方法，则调息的功夫，想来已经算是掌握了一半了。

【注释】

①念：指当下的心、思想态度，也即心。

②神：指人体生命活动，包括精神、意识、思维。就《灵枢·本神》篇而言，本篇所谓“两精相搏谓之神”的“神”，即是指的生命活动。《灵枢·天年》曾指出：“何者为神？岐伯曰：血气已和，营卫已通，五脏已成，神气舍心，魂魄毕具，乃成为人。”可见，神是对人体生命活动的总称。

③却昏法：指了却昏沉的方法。《太乙金华宗旨》中写道：“却昏沉，只在调息。”消除昏沉的办法，就是调息。所谓“调息”，运用意识，通过调整呼吸使得意气相合，以后天气换取先天气。

④缓气法：是指短时的休息放松，使得气缓的方法。

⑤辨咽喉法：辨咽喉的方法。

调息法

养浩生曰：敢问调息[①]之方？

真人曰：调息与数息不同。数息者，数此息也；调息者，调刚而使之柔，调猛而使之缓，调急而使之徐，皆涉于有为也。

其法一依前卦爻调之，凡调一爻毕，即抑息十数，想此气自尾闾、夹脊上升泥丸，入口咽下，送入中宫。

如调复卦，一爻阳息，先吸后呼。吸则自肾升之而上，至中宫而止；呼则自心降之而下，至中宫而止。一呼一吸，一上一下，皆自心而下，自肾而上，谓之小周天法②。三十六息毕，即抑息十数。抑息者，谓口鼻之间无出入也。当抑息时，默想此气自尾闾、夹脊，上升泥丸，送入中宫。

如调复卦，二爻阴息，先吸后呼。吸则自肾升之而上，亦至中宫而止；呼则自心降之而下，亦至中宫而止。一呼一吸，一上一下，皆自心而下，自肾而上。调二十四息毕，即抑息十二数。当抑息时，默想此炁自尾闾、夹脊，上升泥丸，咽下送入中宫。

如调复卦，三爻阴息，亦先吸后呼。吸则自肾升之而上，呼则自心降之而下，亦皆至中宫而止。一呼一吸，一上一下，皆自心而下，自肾而上。调二十四息毕，即抑息十二[1]数。当抑息时，默想此炁自尾闾、夹脊，上升泥丸，咽下送入中宫。

如调复卦，四爻阴息，亦先吸后呼。吸则自胃[2]升之而上，至中宫而止；呼则自中宫[3]降之而下，至中宫而止。一呼一吸，一上一下，皆自心而下，自肾而上。调二十四息，即抑息十四[4]数。当抑息时，默想此炁自尾闾、夹脊，上升泥丸，咽下送入中宫。

如调复卦，五爻阴息，亦先吸后呼，吸则自肾升之而上，呼则自心降之而下，皆至中宫而止。一呼一吸，一上一下，调二十四息毕，即抑息十六[5]数。当抑息时，皆默想炁自尾闾、夹脊而上升泥丸，咽下降入于中宫。

余卦皆仿此，俱增息数。

【校勘】

1."十二"应为"十四"。

第一，原书中无"复卦"第六爻的调息方法，疑为传抄遗漏，今依前文补写如下：如调复卦，六爻阴息，亦先吸后呼，吸则自肾升之而上，呼则自心降之而下，皆至中宫而止。一呼一吸，一上一下，调二十四息毕，即抑息二十数。当抑息时，皆默想炁自尾闾、夹脊而上升泥丸，咽下降入中宫。

译为：如调复卦，六爻为阴卦，调息时，也是先吸气后呼气，吸气时默想气从肾中向上升起，呼气时默想气从心向下降，都是到达中宫为止。一呼一吸，一上一下，按以上方法调息24次结束后，再进行抑息20个数的练习。当抑息的时候，默想气从尾闾、夹脊，上升到泥丸，最后向下咽降到中宫。

第二，关于抑息之数的说明与补正。古人把正常的一呼一吸称之为一息，也常用“息”作为计时的方式。为了比较抑息（即闭息）时间的长短，古人常用“息数”进行计时。又按照练功逐步递进的原则，闭息时间应逐渐增加，所以叫作“增息”或“增息数”。

原书中复卦调息的闭息数为：

一爻10，二爻12，三爻12，四爻14，五爻16，六爻（缺）

今依据上下文义及练功递进的原则，补正如下：

一爻10，二爻12，三爻14，四爻16，五爻18，六爻20

当然，具体闭息时间的长短，一定要因人而异、量力而行，绝不能太过勉强，这些“息数”也仅供参考而已。

2.“胃”，依文义应为“肾”之误。

3.“中宫”，依文义应为“心”之误。

4.“十四”，依文义应为“十六”。

5.“十六”，依文义应为“十八”。

【语译】

养浩生说：请问调息的具体方法是怎样的呢？

真人说：调息与数息是不一样的。数息，是数这个呼吸；调息，是调整呼吸使之由刚变柔，由猛变缓，由急变慢，都涉及专门的练习方法。

具体的方法仍然按照前面所讲的卦爻进行调息，每调息一爻结束，就微微控制气息（即闭息）十个数，同时观想气从尾闾、夹脊，上升到泥丸，入口后再咽下，并用意念将其送入中宫。

比如复卦（䷗），一爻为阳卦，调息时先吸气后呼气。吸气时，默想气从肾中向上升起，到达中宫而止；呼气时，气则从心下降，到达中宫而止。一呼一吸，一上一下，都是从心往下降，从肾往上升，称之为小周天法。按以上方法调息36次结束后，再进行抑息10个数的练习。抑息，就是口鼻之间没有呼吸的出入，即闭息。当抑息的时候，默想气从尾闾、夹脊，上升到泥丸，最后送入中宫。

比如复卦，二爻为阴卦，调息时，先吸气后呼气。吸气时，默想气从肾中向上升起，到达中宫而止；呼气时，气则从心下降，到达中宫而止。一呼一吸，一上一下，都是从心往下降，从肾往上升。按以上方法调息24次结束后，再进行抑息12个数的练习。当抑息的时候，默想气从尾闾、夹脊，上升到泥丸，最后送入中宫。

如调复卦，三爻为阴卦，调息时，也是先吸气后呼气。吸气时气从肾中向上升起，呼气时气从心向下降，都是到达中宫为止。一呼一吸，一上一下，都是从心往下降，从肾往上升。按以上方法调息24次结束后，再进行抑息14个数的练习。当抑息的时候，默想气从尾闾、夹脊，上升到泥丸，最后送入中宫。

如调复卦，四爻为阴卦，调息时，也是先吸气后呼气。吸气时气从肾中向上升起，到达中官为止；呼气时气从心向下降，都是到达心为止。一呼一吸，一上一下，都是从心往下降，从肾往上升。按以上方法调息24次结束后，再进行抑息16个数的练习。当抑息的时候，默想气从尾闾、夹脊，上升到泥丸，最后送入中宫。

如调复卦，五爻为阴卦，调息时，也是先吸气后呼气。吸气时气从肾中向上升起，呼气时气从心向下降，都是到达中宫为止。一呼一吸，一上一下，按以上方法调息24次结束后，再进行抑息18个数的练习。当抑息的时候，默想气从尾闾、夹脊，上升到泥丸，最后向下咽降到中宫。

其他卦爻的调息方法，都可以仿照此卦进行，都要逐渐增加闭息之数的练习。

【注释】

①调息：运用意识，通过调整呼吸使得意气相合，以后天气换取先天气。

②小周天法：一种以意念导引经气的气功。

止念法

养浩生曰：敢问止念[1]之法？

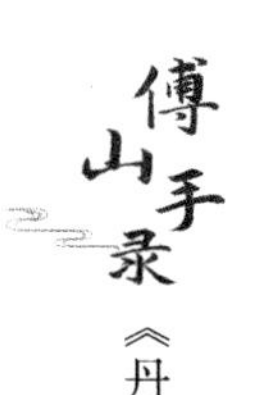

真人曰：夫念不止者，首起于不能忘物②，次起于不能忘己③。未作功时，即当捐除一切。今日捐一分，明日捐二分，日复一日，自然此念不致外驰。再于坐时，念头纷乱，即觉心照④之。

如恐觉心亦是乱心，便当用大虚观法⑤，藏炁穴，闭息，想此身与虚空一般大，包罗天地，一切世界皆藏于吾中宫，不可着一物，杂念自然消散。如此四五次，自然行正景功夫而无杂想。此正[1]念⑥第一义也。

【校勘】

1.“正”，依文义应为“止”。

【语译】

养浩生说：请问止念的方法是怎样的呢？

真人说：心念不能停止，首要的原因是不能忘物，其次是不能忘己。在没有开始练功之前，就应该先放弃一切事情。如果今天放弃一分，明天放弃二分，日复一日，自然这个念头就不往外跑了。再者，在静坐时，念头纷乱，就用清静之心觉察、观照它。

如果害怕觉察的内心也属于散乱的心念，可以用大虚观法，藏心念于气穴，并闭息，默想自己的身体与虚空世界一般大，包罗天地万物，世间的一切都藏在自己的中宫，不要执着于任何一物，杂念自然就慢慢消散了。这样练习四五次，自然可以进入正景功夫而没有杂念。这是止念的第一要义。

【注释】

①止念：亦称“断念”“炼心”。指摒弃杂念，以便入静。谓常人心缘万境，杂念纷起，故修道之始必须收心止念，停止一切与修炼无关的思维活动，以便入静。《唱道真言》：“烧丹先要炼心。炼心之法，以去闲思妄想为清静法门。”《至游子》卷上：“学道必先止念，念起则知之。”《保生秘要》：“摄心归一，专其一处，皆可止念。”《性命圭旨》亨集：古仙云：“大道教人先止念，念头不住亦徒然。”同书贞集：“妄念起处，即是生灭；妄念止处，即是真元。故玄门以止念为本，释教以无念为宗。”

②忘物：指人在一些特殊情况下对周围的事物或者环境，视若无睹或充

耳不闻，类似“如入无人之境”。

③忘己：因为专注于某种事物或感受而暂时忘记了自我的存在。

④心照：指心里知道。

⑤大虚观法：一种静心功法。即闭住呼吸，观想自身变大，变到无限大，天地万物都包罗在自己的中宫，也就是心下肾上之间。然后，再调息，再闭息观想。如此反复四五次，念头自然消除。如此定在此无念境界中，回到自己的正功修行。

⑥止念：最初源于佛教禅修，是从坐禅、冥想、参悟等发展而来。有目的、有意识地，关注、觉察当下的一切，而对当下的一切又都不作任何判断、任何分析、任何反应，只是单纯地觉察它、注意它。

却昏法

养浩生曰：敢问却昏之方？

真人曰：昏倦皆由神不清[①]，神清则昏自却、倦自忘。

设当坐时，神忽昏倦，便当住功[②]，离蒲团，立身行熊经鸟举[③]诸动功[④]。

或于坐时限定规程，今日一香，明日香半，后一香半，渐渐加功，自然忘倦。

大抵食多亦多能致昏，盖脏腑之内，饮食充实则真炁不能运转，炁停则神滞[⑤]。

倘荤酒[⑥]过多，亦能致昏，不可不知也。

【语译】

养浩生说：请问却昏的方法是怎样的呢？

真人说：昏沉疲倦都是由于神志不清，如果神志清晰则昏沉自然消退、疲倦自然忘却。

如果在静坐中，心神忽然出现昏沉困倦，就应该停止练功，离开静坐的蒲团，站起来练习熊经鸟伸等各种动功。

或者在静坐前做个计划和规定，比如今天坐一炷香的时间，明天坐一炷半香的时间，以后从一炷半香的时间开始，逐渐加长静坐的时间，这样自然就忘记疲倦了。

大多数饮食过多后也容易造成昏沉。因为脏腑之内，饮食充满则气就无法运行，气停则神滞。

如果吃肉、喝酒过多，也能导致昏沉，不能不知道啊！

【注释】

① 神不清：指心神受扰，昏沉之意。《淮南子·齐俗训》："是故凡将举事，必先平意清神，神清意平，物乃可正。"

② 住功：停止练功。

③ 熊经鸟举：古代一种导引养生之法；状如熊之攀枝，鸟之伸脚。出自《庄子·刻意》。

④ 动功：是将意念活动，各种调整呼吸的方法与肢体运动（包括自我按摩、拍击）结合起来的一类功夫。特点是外动内静，动中求静，以调身导引为主。

⑤ 神滞：指以气机不畅为主，患者情绪、意识思维郁滞的病理状态。

⑥ 荤酒：是指荤与酒之并称。荤，又作荤辛，指味辣而臭气浓烈之植物，即五辛。

气急使缓法

养浩生曰：敢问缓气①之方？

真人曰：气本柔缓②，多由其人平日行路迅速，或气质卤莽[1]，饮食甚多，以致呼吸失调，出多入少，故坐时多有调息不准者。

倘有此弊，即宜令其静坐③半月。于调息时，作意入多出少；于行步时，每二三步一息，久久行之，自然安详。此际尤宜减饮食，盖食多则气促④也。

【校勘】

1."卤莽"，应为"鲁莽"。

【语译】

养浩生说：请问缓气的方法是什么呢？

真人说：气本来是柔和舒缓的，大多是因为人们平常走路的速度太快，或者是一种急性莽撞的性格，或者饮食过多，导致呼吸失调，使呼出去的气多，吸进来的气少，所以在打坐的时候，大多有调息不准的情况发生。

如果有这种毛病，要先静坐半个月。在调息时，有意识地调整呼吸，让吸进来的气多些，呼出去的气少些；在走路的时候，每走二三步一个呼吸，练习久了，自然平静祥和。这个阶段尤其要减少饮食，因为饮食过多则呼吸就容易急促。

【注释】

① 缓气：指短时的休息放松，使得气缓。

② 气本柔缓：身体气的运行来就是柔和舒缓的。

③ 静坐：修养身心的一种重要方法，可以澄清思虑，增进健康。

④ 气促：指呼吸急促，气短而不均匀。

辨咽喉明径路法

养浩生曰：敢问辨咽喉法？

真人曰：按人咽喉二窍，同出一脘[①]，异途施化。

喉在前，主出纳；咽在后，主吞咽。

喉系坚空，连肺，本为炁息之路，呼吸出入，下通心、肝之窍，以激诸脉之行，气之巨海也。

咽系柔空，下接胃，本为饮食之路，水食同下，并归于胃，乃水谷之海也。

二道虽并行不犯，然咽通于胃，所纳皆有形有质之物，夫物属有形则终有尽；喉通心、肺，深入肾，皆无形无质之物，夫无形者炁则灌不穷。

凡学者于咽气时，液宜想此气从喉而下十二重楼，历肺至中黄，此要诀也。倘不知此，则传送不清，从咽而下，致令真炁杂于便溺，虽有圣功，兀坐千祀而真炁不结、圣胎[②]难就，子其辨之。

【语译】

养浩生说：请问辨咽喉的方法是如何呢？

真人说：人有咽、喉两个窍，这两个窍，同出于一脘，而起着不同的作用。

喉在前面，主要的作用呼吸是的出入；咽在后面，主要的作用是吞咽食物。

喉这个空腔管道相对硬一些，连接着肺，本为气息的通道，是呼吸出入的地方，向下与心、肝之窍相通，有如激荡"气海"而促进各条经脉气血运行的作用。

咽是较为柔软的空腔器官，向下连接着胃，原本就是饮食共用的通道，水和食物都从这里往下，一起到达胃中，犹如"水谷之海"。

咽、喉这两条管道虽然并行但是互不干扰，然而咽通于胃，摄入的都是有形有质的东西，这种东西既然有形，则必定有其终时；喉通心、肺，而深入肾，所摄入的都是无形无质的东西，这无形的东西其实就是气，可以源源不断、灌溉无穷尽。

学修者在练习咽气功法的时候，应该默想气从喉而下十二重楼，经过肺而到达中黄之地（即中宫），这是修炼的要诀。如果不知道这个道理，就会导致气的传送不纯，从咽而下，导致真气混杂于大小便之中，虽然有此圣功，即便呆坐千年也真气不结、圣胎不就，你一定要辨别清楚啊。

【注释】

①脘：胃的内腔，亦泛指胃部。《正字通·肉部》：胃之受水谷者曰脘。《素问·评热病论》："食不下者，胃脘隔也。"《素问·阴阳类论》："阴气客游于心，脘下空窍，堤闭塞不通，四支别离。"

②圣胎：道教金丹的别名。内丹家以母体结胎比喻凝聚精、气、神三者所炼成之丹，故名圣胎。唐吕岩《七言》之六："药返便为真道士，丹还本是圣胎仙。"宋魏泰《东轩笔录》卷八："吾养圣胎已成，患无术以出之。"明代王守仁《传习录》卷上："只念念要存天理，即是立志；能不忘乎此，久即自然心中凝聚，犹道家所谓结圣胎也。"

闭息第三

总　论

养浩生曰：敢问闭息①之时，有何功用？

真人曰：闭息者，谓闭此息之出入之路也。夫闭此息之出入路，盖欲归此息之凝结根也。故此息有根，方有此息；此息既闭，息息归根，此修行入门法也。无此法门②，则息不能住。设执此法，则不能灵，故必先闭息。

当闭息时，设不知枢纽，则止能归根，不能上达。枢纽者，舌也，故又有抵腭法③。

既上达，多不知增炁，则真炁不长[1]。

炁既长矣，倘中杂火必上逆作膈，故有化浮火法④。

此火不上逆则下行，故浮火虽化，则火亦能不泄，故有化民火法。

上下之火虽不行矣，强壅此中，久必作毒，以透出四肢，故有化邪火法⑤。

三火俱灭，独存真炁，薰[2]蒸四肢，清明在躬⑥，精华外溢，当此之时，亦移形貌之小验者也。

【校勘】

1.依上下文义，应在此句之后补“故有增息法”，疑为遗漏。

2.“薰”，应为“熏”。

【语译】

养浩生说：请问闭息的时候，有什么功用？

真人说：闭息，是关闭这个呼吸出入的通路。关闭这个呼吸出入的通路，是想要这个呼吸返回它的根源之处。因为这个呼吸有根，所以才有这个呼吸；这个呼吸既然关闭，自然每个呼吸都返回它的根源之处。这是修行的入门方法，没有这种修炼方法，则呼吸无法停闭。如果太过执着这种方法，则呼吸又不够灵动，所以必须先修习闭息。

闭息的时候，如果不懂得枢纽的作用，则气只能归根，而不能上达。枢纽，就是舌，所以又有舌抵上腭的方法。

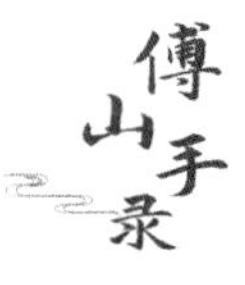

气已上达，但很多人不知道增气的方法，则真气无法增长（所以有增息法）。

气已增长，倘若其中夹杂有火，必然会使气上逆而成膈逆，所以有化浮火法。

火不上逆，则易下行，所以浮火虽然已经化解，但火还是没有泄去，所以有化民火法。

上、下的火虽然都不乱行了，但如果强制壅塞在这中间，时间久了必然化为毒，进而透达四肢，所以有化邪火法。

三种火都熄灭了，只留下真气，熏蒸四肢，人开始变得头脑清晰，神采飞扬，这时候，也是开始炼形易形、变换形貌的初步效验。

【注释】

①闭息：屏住气，停止呼吸，一次可在二三百息的时间。

②法门：佛教用语，原指修行者入道的门径，今泛指修德、治学或做事的途径。

③抵腭法：即舌头轻轻抵住上腭部位。操纵方法是：口唇轻闭，牙齿轻叩，舌尖自然轻轻地贴在口腔内上门牙根与上牙龈的交界处，如果将上下两唇轻轻开启时，则舌尖“吧嗒”一声就自然离开上，这样才算合乎标准。功夫深厚者，舌头会自然内缩后卷，紧抵上屑，甚至反抵喉咙，古人所谓“反锁鹊桥关”，则另当别论。社会上所传让初学者翘舌抵脖者，皆系讹传也，此不可不知。更不可刻意将舌头翘起，用力抵住上。该方法是沟通任督二脉的桥梁，俗称“搭鹊桥”。中医学认为，督脉循背，总督周身阳脉，为阳脉之海；任脉沿腹，总任一身阴脉，为阴脉之海，两脉各断于上颌舌根。

④化浮火法：化解虚火上浮的方法。浮火：也称无根之火，亦为肾中之相火，因失却肾阴滋养而妄动上浮导致咽喉部的不适。

⑤化邪火法：化解邪火的方法。邪火：致病因素，是指外来的邪气以及由于人体气血不通畅而引起的郁火。

⑥清明在躬，形容人的心地光明正大，头脑清晰明辨。出自《礼记·孔子闲居》。

闭息法

养浩生曰：敢问闭息之方？

真人曰：闭息与抑息少异。闭息则能二三百息，抑息不过二三十息耳。

一依前卦爻调之，凡调一爻毕，即闭息，谨缄口鼻，以心默约息数，以记多寡，不可太猛。设能至百息，便于七八十息，即神引此炁，自尾闾、夹脊，上升泥丸，入口，咽下，送入中宫。

如闭复卦，一爻阳息，便以目光下垂中旱一寸三分去处，用心默数，从一至十，从十至百，从一百至二百，如能至五千[1]，便于四十息时，即目光下透尾闾，历夹脊、玉枕，升泥丸，入口，咽下，以目送旧处。

如闭复卦，二爻阴息，仍以目光下垂中旱一寸三分去处，用心默数，从一至十息处[2]，即移目光下透尾闾，历夹脊、玉枕、泥丸，入口，咽下，以目送旧处。

如闭复卦，三爻阴息，仍以目光下垂中旱一寸三分去处，用心默数，从一至十，从十至百，至二百，如能至一百五十息，便于一百三十息处，即移目光下透尾闾，历夹脊、玉枕，升泥丸，入口，咽下，以目送归旧处。

如闭复卦，四爻阴息，仍以目光下垂中旱一寸三分去处，用心默数，从一至十，从十至百，从一百至二百，如能至二百息，于一百八十息时，即移目光下透尾闾，历夹脊、玉枕，上升泥丸，入口，咽下，以目送归旧处。

如闭复卦，五爻阴息，仍以目光垂下中旱一寸三分去处，用心默数，从一至十，从十至百，从一百至二百，如能至二百五十息，便于二百三十息，即移目光下透尾闾，历夹脊，升泥丸，入口，咽下，以目送归旧处。

如闭复卦，六爻阴息，仍以目光下垂中旱一寸三分去处，用心默数，从一至十，从十至百，从一百至二百，如能至三百息，便于二百六十息，即移目光下透尾闾，历夹脊，升上泥丸，入口，咽下，以目送归旧处。

余卦依此而行。

养浩生曰：其中皆用作为，涉存此想，何也？

真人曰：作为存想①，初入门者断不可无。设无存想，是兀然②枯坐③，与顽禅④无二。且此存想作为之法，真然到得胎息地位，方可言无此，故曰："过河虽用筏，到岸不须舟"也。

【校勘】

1.“千”，应为“十”。

2.“从一到十息处”一句，在“息”与“处”之间，应有漏写文字若干。现依上下文义，应补写为：从一至十，从十至百，从一百至二百，如能至一百息，便于八十息处。

【语译】

养浩生说：请问闭息的方法是什么？

真人说：闭息与抑息稍有一点不同。闭息能进行二三百个呼吸的时间，抑息则不过就二三十个呼吸的时间而已。

依照前面所讲卦爻的方法调整呼吸，每调完一爻结束，就闭息，注意关闭口鼻，用心默记闭息的息数，并且记下来多少，但不可太过用力。假如能闭气达到一百次呼吸，那就在闭息到七八十次呼吸的时候，用意念导引气从尾间，经夹脊，上升到泥丸，进入口中，然后咽下，并用意念送入中宫。

如复卦闭息，一爻为阳卦，就用目光内视、下观中畀一寸三分的地方，用心暗自记清息数，从 1 到 10，从 10 到 100，从 100 到 200，假如能闭息到 50 个呼吸，就在闭息到 40 个呼吸时，开始用目光向下内视尾间，然后向上经过夹脊、玉枕，上升到泥丸，进入口腔，咽下，用意念内视并将其送回原来的起点，即中宫处。

如复卦闭息，二爻为阴卦，仍然用目光内视、下观中畀一寸三分的地方，用心暗自记清息数，从 1 到 10（从 10 到 100，从 100 到 200，假如能闭息到 100个呼吸，就在闭息到 80个），呼吸时，开始用目光向下内视尾间，然后向上经过夹脊、玉枕，上升到泥丸，进入口腔，咽下，用意念内视并将其送回原来的起点，即中宫处。

如复卦闭息，三爻为阴卦，仍然用目光内视、下观中畀一寸三分的地方，用心暗自记清息数，从 1 到 10，从 10 到 100，从 100 到 200，假如能闭息到 150 个呼吸，就在闭息到 130 个呼吸时，开始用目光向下内视尾间，然后向上经过夹脊、玉枕，上升到泥丸，进入口腔，咽下，用意念内视并将其送回原来的起点，即中宫处。

如复卦闭息，四爻为阴卦，仍然用目光内视、下观中畀一寸三分的地方，用心暗自记清息数，从 1 到 10，从 10 到 100，从 100 到 200，假如能闭息到 200 个呼吸，就在闭息到 180 个呼吸时，开始用目光向下内视尾闾，然后向上经过夹脊、玉枕，上升到泥丸，进入口腔，咽下，用意念内视并将其送回原来的起点，即中宫处。

如复卦闭息，五爻为阴卦，仍然用目光内视、下观中畀一寸三分的地方，用心暗自记清息数，从 1 到 10，从 10 到 100，从 100 到 200，假如能闭息到 250 个呼吸，就在闭息到 230 个呼吸时，就开始用目光向下内视尾闾，然后向上经过夹脊，上升到泥丸，进入口腔，咽下，用意念内视并将其送回原来的起点，即中宫处。

如复卦闭息，六爻为阴卦，仍然用目光内视、下观中畀一寸三分的地方，用心暗自记清息数，从 1 到 10，从 10 到 100，从 100 到 200，假如能闭息到 300 个呼吸，就在闭息到 260 个呼吸时，开始用目光向下内视尾闾，然后向上经过夹脊，上升到泥丸，进入口腔，咽下，用意念内视并将其送回原来的起点，即中宫处。

其他卦爻的练习方法都可以按照这个方法进行。

养浩生说：这些练习功法中都用了专门的方法，涉及存思、观想的方法，这是为什么呢？

真人说：有意识、专门的存想练习，初入门的人是绝对不可以缺少的。如果没有存想，只是兀然枯坐，那就和傻坐、顽禅没有什么区别了。并且这种有为的存想方法，必须要等真正到了胎息的境界，才可以说不用这种方法了，故曰："过河虽用筏，到岸不须舟。"说的就是这个道理。

【注释】

① 存想：又称观想，指思念、想象。出自《论衡·订鬼》篇。是在入静的条件下，运用自我暗示设想某种形象，以集中意念，由心理影响生理，达到保健与治疗的目的。

② 兀然：浑然无知的样子。

③ 枯坐：什么事都提不起劲，什么念头都不愿去想，就那么坐着，眼神空洞，心灵无着，手足无措。

④ 顽禅：顽，指愚钝或不容易变化或动摇。禅是佛教用语，指排除杂

念，静坐。《金刚经》上讲外不着相叫禅。

用舌抵腭法

养浩生曰：所谓枢纽在舌者，何也？

真人曰：按人之舌为内脉[①]之枢纽，知此枢纽则内脉俱开，真气[②]方能上升。

盖舌者，心之苗也，其脉下通于心。盖心有二系，一系上与肺通；一系入肺两大叶，由肺而下，曲折向后，并连于脊，其余细络贯脊髓而与肾通，则舌又为二系之总纽也，明矣。

故于坐时，令此舌上抵，则心、肺二窍俱噏然开张。肺为藏炁之腑[③]，肺窍既开，则炁自下降，以通于肾。肾又藏精之舍[④]也，精炁原属有情，一见自能合体。况舌既抵其正脉，可已开心、肺、肾三者之窍，其连余络、通于脊者，亦可通尾闾、夹脊诸窍。所以亦用意引[⑤]，则真炁如水之朝东，俱心源源而上升也。

舌初抵时，其下有筋，必微有痛意，已渐上抵，方为妙谛。自此以下，抵腭法皆不可少也，宜志之。

【语译】

养浩生说：所谓枢纽在舌，是什么意思呢？

真人说：人的舌是内脉的枢纽，了解这个枢纽，则内脉全部打开，真气才能上升。

舌，乃是心之苗，它的脉下通于心。心有两个脉系，一条脉系向上与肺相通，另一条脉系进入肺的两大叶中，再由肺向下，曲折向后，连接于脊柱，其余细小的脉络贯通脊髓而与肾相通，（如此看来，）则舌又是这两条脉系的总枢纽，这样就清楚了。

所以在静坐时，要让舌向上抵到上腭，则心、肺二窍都会噏然张开。肺是藏气的脏腑，肺窍既然打开，则气自然下降，而通入肾中。肾又是藏精的地方，精气原为一体，一见自能融合。况且舌就抵在正脉上，所以可以打开心、肺、肾三脏之窍，与之相连的其他脉络与脊督相通，也可以通于尾闾、夹脊等各个关窍。所以也要用意念引导，则真气犹如“一江春水向东流”，都源源不断地上升而通向心的深处。

舌开始上抵的时候，舌下面的筋，肯定会有微微的疼痛感，慢慢在上抵的过程中，就会找到妙处。从此以后，舌抵上腭的方法都不能缺少了，一定要记住！

【注释】

① 内脉：指四肢内侧的经脉。《外台秘要》："凡手足内脉，皆是五脏之气所应也。"

② 真气：又叫"元气"，《灵枢・刺节真邪》中有："真气者，所受于天，与谷气并而充身（者）也。"人体各种机能活动以及抗病能力都和真气直接相关，故真气是人体生命活动的动力。真气实即正气充实，身体健康。

③ 藏炁之腑：炁，通"气"。此处指肺脏。《素问・六节脏象论》"肺者，气之本，魄之处也"。

④ 藏精之舍：此处指肾脏。

⑤ 意引：用意念引导。

增息法

养浩生曰：敢问增息[①]之方？

真人曰：增息之法，不过文火[②]、武火[③]驯致[④]之。如诱小儿步然，初能数步，后至百十，竟且腾跃矣。此非一朝一夕所就，皆渐积渐累之功。如本分[⑤]所得之息，自然而然，谓之文火。设文火到得百息，欲增至百一二十息者，便将舌极力抵腭，紧闭口齿，奋鼓精神，如闭前百息，觉有余闲，即依旧安闲，增至百一二十息，此增息法也，宜类推之也。此法自闭息以至胎息，他不得，不然则真息不能长进也，此成始成终之要诀也。

【语译】

养浩生说：请问增息的方法是什么呢？

真人说：增息的方法，不过是用文火、武火的方法逐渐达到的。好像引导小孩学走步一样，开始只能走几步，之后到百十步，最终还可以跳跃。这些都不是一朝一夕就能完成的，都是渐渐积累起来的功夫。如果是自然地闭气，顺其自然而不勉强，称之为文火。如果文火练习到可以闭气100息，想要增加至闭气120息时，就把舌头用力抵在上腭上，紧闭口齿，振奋精神。如果闭气到100息的时候，感觉很还有空间，就继续保持这种状态，直到增加到120息，这就是增息法，其余以此类推。这种方法从闭息开始一直到胎息，一直都要这样做，否则真息不能长进，所以增息法成了从始至终的要诀。

【注释】

①增息：增加内息的方法，可以增长闭气时间。

②文火：指练功中用意轻柔缓行之谓，与武火相对而言。《金仙证论》："微缓谓之文火。"《海琼传道集》以"专气致柔，含光默默，温温不绝，绵绵若存"为文火之要。《性命圭旨》："得丹时借文火养之。"此时须意随气转，微微观照。用文火温养，称为文烹。

③武火：指练功中用意重紧急运之谓，与文火相对而言。《金仙证论》："紧重谓之武火。"用武火时须配合舐吸撮闭四诀。《海琼传道集》以"奋迅精神，驱除杂念"为武火之要。采药及昏沉时需用武火。《性命圭旨》："未得丹时借武火凝之。"用武火采炼，称为武炼。

④驯致：亦作"驯至"。指逐渐达到。语出《易·坤》"履霜坚冰，阴始凝也；驯致其道，至坚冰也"。

⑤本分：指自然地闭气顺其自然不勉强。王岱舆《清真大学》称"所谓本分者，乃本然之动静，虽长守而浑一，其理显则不同"。

化浮火使真气不上逆法

养浩生曰：敢问化浮火法？

真人曰：浮火，乃人平日上逆之余气。未行功则谓之气，既行功[①]则谓之火。缘人素常思虑过多，愤怒踰节，致使此气上冲，凡人头眩目昏，以至瘿瘤[②]、耳闭[③]、膈噎[④]、吐血[⑤]，皆此气之所为也。

凡行功时，觉胸前微有隔塞意，即便住功，神运此气，从喉而降，随咽气以佐之，直降至肾。如此行数十次，自然浮火下降，注入中宫，随真气俱化而为一。如小人之顺君子，自然化邪入正。行之久久，觉胸臆之间空空洞洞，是无浮火之验也。

【语译】

养浩生说：请问化浮火法是什么呢？

真人说：浮火，是人平时上逆之气过多所致。在没有进行练功的时候称之为气，已经练功之后则称之为火。因为人们平时经常思虑过多，愤怒郁结，导致这种气往上冲，凡是人们头昏目眩，甚至出现瘿瘤、耳闭、膈噎、吐血，都是这种气所导致的。

在练功的时候，觉得胸前微有堵塞之感，就要停止练功，用意念行气，默想气从喉部下降，随着咽气的方法辅助完成，一直下降到肾中。按这样的方法练习数十次，浮火自然下降，并注入中宫，与真气一起融化为一体。就好像小人跟随君子，自然改邪归正。这样练习久了，自觉胸中空空洞洞，这是没有浮火的验证。

【注释】

①行功：指运动炼功。

②瘿瘤：瘿病和瘤病的统称。瘿，是由于情志内伤，饮食及水土失宜等因素引起的，以致气滞、痰凝、血瘀壅结颈前为基本病机，以颈前喉结两旁结块肿大为主要临床特征的一类疾病。瘿病一名，首见于《诸病源候论·瘦候》。在中医著作里，又有称为瘿、瘿气、瘿瘤、瘦囊、影袋等名称者。瘤，是瘀血、痰滞、蚀气停留于人体组织之中而产生的赘生物。其临床特点：局限性肿块，多数生于体表，发展缓慢，一般没有自觉症状，长期不易消散。《圣济总录》曰："瘤之为义，留滞而不去也，气血流行不失其常，则形体和平，无或余赘，及郁结壅塞，则乘虚投隙，瘤所以生。"西医一般称良性肿瘤为"瘤"，故本病相当于西医的部分体表良性肿瘤，但中医所称的骨瘤则包括有良性骨肿瘤和恶性骨肿瘤。

③耳闭：以耳内闭塞，胀闷堵塞感，听力下降为特征的耳病。隐袭性、渐进性耳聋为本病主要症状。耳闭多因邪毒滞留，耳窍经气闭塞，故属于"气闭耳聋"范畴，相当于西医的慢性分泌性中耳炎。耳胀痛失治，或反复发作，以致邪毒滞留，气滞血瘀，脉络阻滞更甚，耳窍闭塞而成耳闭之症。

④膈噎：中医病名。有胸腹胀痛、下咽困难、常打嗝等症状。

⑤吐血：中医病名。吐血又称呕血，指血从口中吐出，多因嗜食酒热辛肥、郁怒忧思、劳欲体虚等，致胃热爽盛，肝郁化火，或心脾气虚，血失统御面成。亦有因外感引动者，非外伤性头部诸窍及肌表出血。

化民火使真气不下行法

养浩生曰：敢问化民火法[①]？

真人曰：民火者，乃脏腑恶浊之气，以其质浊，故易于趋下而凑氛即屁，往往真炁从兹而泄。凡人坠疝[②]、痔癖[③]，皆此火之根酝酿使然也。

凡行一竟，自宜提气百数，此气上入中孚，化为真气，久久行之，自无前患。庶积炁之时，无所渗漏，不致下行，而中黄之位方日积日暖，可计程期。

【语译】

养浩生说：请问化民火法是什么呢？

真人说：民火，是脏腑中的恶浊之气，它的质地浑浊，所以容易向下行而聚集成屁，往往体内的真气也随之外泄。人们患疝气、痔瘘等症，都是以这种火为主要根源酝酿而成的。

平时练功一结束，自己就应该提气100次，这样气就会上升至中孚，化为真气，长期这样练习，自然就没有前面所说的问题。平时练功积气时，没有渗漏，也不会下行，中黄之位才会越积越暖，用来作为进步的验证。

【注释】

①化民火法：化解脏腑中恶浊之气的方法。民火：脏腑中恶浊之气。

②坠疝：指腹内容物在腹内压增高的情况下，从腹壁薄弱处突出导致的两侧不对称的情况。

③痔癖：病名，亦称痔疮，痔核。《素问·生气通天论》：“因而饱食，筋脉横解，肠癖为痔。”近代认为：痔系直肠下端黏膜下和肛管皮肤下痔静脉扩大、曲张所形成的静脉团。

化邪火使真气不作毒法

养浩生曰：敢问化邪火法？

真人曰：邪火者，乃胎元[①]邪淫[②]之火藏于脏腑。不用功时及无所犯时，隐而不发。至真炁一鼓，则周身炁脉为之运动，或透于皮肤，或急于肢节[③]，误遭其对，皆能化为毒。

凡行功，宜戒远行。盖行动之时，肢体运动如两木相荡，多能生火。次于用功完时，便想此气不止存于中畀，身外皆有，尽从十万八千毛孔中而入，归于中宫。归毕，便将四大尽无所有，此皆闭息行之。俟气稍息，仍调息又行，如此十数次。久久行之，一切邪火皆消，化乌有矣。

【语译】

养浩生说：请问化邪火法是怎样的？

真人说：邪火，是胎元中的淫邪之火藏匿在脏腑之中。不练功或者不干扰到它的时候，隐藏而不发作。当真气一旦被鼓动，则全身气脉随之发动，或透发于皮肤，或迅速到达四肢关节，若无意间遭到对它的对抗或者伤害，都能够化生成毒。

练功期间，不宜远行。因为行动的时候，肢体运动就好像两根木头相互摩擦、激荡，容易生火。其次在练功结束时，就默想气不仅集中在中畀这个部位，身体之外都有气，并从十万八千毛孔中进入体内，归于中宫。归完之后，再想象宇宙万物、地火水风“四大”皆空，这些都是在闭息的状态下进行练习的。等闭气结束稍俟休息，然后再继续调息练习，这样练习十几次。练习日久，一切邪火都会消散，而化为乌有。

【注释】

①胎元：胎元就是中医说的胎元气，《医法圆通》中讲“始基之谓，胎元之消息也，称为祖气，号曰先天。先天，即父母精血中一点真气”。

②邪淫：指致病的因素，即风、寒、暑、湿、燥、火六淫邪气。六气太过、不及或不应时，影响到人体的调节适应机能及病原体的滋生传播，成为致病的邪气，属于外感病（包括一些流行性病和传染病）的病因。六淫致

病，自外而入，称为外因。《三因极一病证方论》："然六淫，天之常气，冒之则先自经络流入，内合于脏腑，为外所因。"

③肢节：人体部位名。指四肢的关节。四肢包括两条上臂包括手，和两条大腿小腿包括脚。《灵枢·海论》："夫十二经脉者，内属于腑脏，外络于肢节。"十二经脉是人体运行气血的主要通道，也是经络系统的主体。四肢关节肿胀疼痛，因风、寒、湿、热侵袭或瘀阻经络所致。

薰[1]蒸四肢法

养浩生曰：敢问薰蒸之法①？

真人曰：薰蒸法法者[2]，凡一切功完时沐浴法②也。此法盖恐行功炁有不到之处，故令炼士于功一完时，闭息，不必舌抵腭，想此身不见四肢，惟有真炁充周盎溢，无所不有，则中宫所积之炁，必旁透四肢，浸润百骸，古语所谓"无所到无所不到"也。此功彻始彻终，此不可少，直至胎息，方可弃他。

【校勘】

1."薰"，本篇均应为"熏"。

2.原文中"熏蒸法法者"，疑为抄录之误，应为"熏蒸法者"或"熏蒸之法者"。

【语译】

养浩生说：请问熏蒸法是什么样的呢？

真人说：熏蒸法，是在一切功夫练完之后的沐浴法。这种方法是怕在练功的过程中，气有去不到的地方，所以让修炼者在练功一结束的时候，闭息，不用舌抵上腭，默想身体四肢消失不见，只有真气充满周身、四处洋溢，无处不有，则中宫所积之气，一定会旁溢四肢，浸润百骸，古语所谓"无所到无所不到"。这个功法从始到终，这些都不能缺少，直至到达胎息的境界，才可以放弃这种练习。

【注释】

①熏蒸之法：属于中医常用的外治方法之一，是中国医药学的重要组成部分。它用煮沸后产生的气雾进行熏蒸，借药力热力直接作用于所熏部位，达到扩张局部血管、促进血液循环、温通血脉、祛毒杀菌、止痒、清洁伤口、消肿止痛，最后达到治病、防病、保健、美容的目的。这里指在一切功夫练完之后的沐浴法。

②沐浴法：即是用药物煎汤沐浴来治疗疾病的方法，类似现代水疗法中的药浴法。这里指的一种熏蒸法，实在练功结束后，默想身体四肢消失不见，只有真气充满周身、四处洋溢，无处不有，则中宫所积之气，一定会旁溢四肢，浸润百骸。

住息第四

总　论

养浩生曰：敢问住息①有何作用？

真人曰：住息者，谓此息已住也。此息已住，则此胎将长也。住息之时，于中黄时俨若有物，常如火暖，不甚作饥，此住息之真光景也。

息既住矣，则关窍②自开。但虞所禀气弱，于诸关窍不能竟过，故有诸开关窍法。

诸关既开，犹虞四肢百窍不相连络，故有四肢引气法③。

关窍脉络俱相连通，则此炁真宜收拾，尽入本原，以息息归根，故有留气法④。

气既留矣，倘阴阳来杂，则胎气不纯，故有进神火消阴法⑤。

但此阳气赖阴而住，阴既消镕，恐阳不独存，故有护阳不散法⑥。

至于便溺皆减，则又封之，固一助耳。

【语译】

养浩生说：请问住息有什么作用呢？

真人说：住息，是这个呼吸已经停止了。呼吸停止，则体内“圣胎”就开始成长。住息的时候，在中宫之处好似有物，常常好像火一样温暖，也不怎么觉得饥饿，这是住息真正的反应与效验。

呼吸如果已经停止，则全身关窍自然打开。但担心所积之气太弱，在各个关窍还不能全部通过，所以有诸开关窍法。

诸关窍已经打开，仍担心四肢百窍不能相互联络，所以有四肢引气法。

关窍、脉络都已相互连通，则真气一定要收拢回来，并尽量全部返回到原本的起始之处，达到息息归根的目的，所以有留气法。

气已经聚拢回来，倘若阴阳夹杂，则易使胎气不纯，所以有进神火消阴法。

但是阳气依靠阴而停留，阴如果消释、融化，恐怕阳气不能单独生存，所以有护阳不散法。

至于大小便都要减少，并且封闭其窍，是固气的一种辅助方法。

【注释】

①住息：长时间地停止呼吸，且不费气力，一次住息可达到千息以上的时间。

②关窍：指内气运行的关节孔窍。《大成捷要》中有关窍秘诀“夫人身后有三关。尾闾、夹脊、玉枕是也。尾闾在夹脊尽头之处，其关通内肾之窍。上行乃是一条髓路。名曰漕溪，又曰黄河。此阳气上升之路。直上至第七节，与内暖两相对处，谓之夹脊关。又上至脑后，谓之玉枕关。此身后三关也。人身前有三田。泥丸、土釜、华池也。泥丸为上丹田，方园一寸二分，虚间一穴，乃藏神之所。其穴在眉心，入内一寸为明堂宫，再入内一寸为洞房宫，再入内一寸为泥丸宫，即上丹田。眉心之下，向口中有二窍。即口内上腭，谓之鼻梁金桥，又曰上鹊桥。舌下亦有二窍，下通气管喉咙。盖领下硬骨为喉，乃内外气出入之处也。领下软骨为咽，乃进饮食，通肠胃之所也。其气管有十二节，名曰重楼。直下接肺窍以至于心。心下有一窍，名曰绛宫，乃龙虎交会之处也。直下三寸六分，名曰土釜黄庭宫，为中丹田。左明堂，右洞房，亦是空间一穴，方园一寸二分。乃藏气之所，炼丹之鼎。外与脐门相对，约有三寸六分。故曰：天上三十六，地下三十六，至天至地，八万四千里。至心至肾入寸四分。天心三寸六分，地肾三寸六分。中

丹田一寸二分，总计八寸四分。合天地之全数，人身一天地也。脐门内号生门，中有七窍，下通外肾。外肾乃精气走之处。脐之后，肾之前，中间一穴，名曰堰月炉，又曰气海。稍下一寸二分，名曰华池，乃下丹田藏精之所，采药之处。左明堂，右洞房，亦是虚间一穴，方园一寸二分。此处有二窍，向上一窍，通内肾。直下一窍，通尾闾。中间名曰：玄关。乃无中生有之处。炼精炼到精满气足，自然产出真一之气，玄关自开。又云：人身中，有修炼金丹三窍，不可不知也。上窍离宫心位，外阳而内阴，中藏元神。为性、汞、龙十天山也。下窍是坎宫肾位，外阴而内阳。中藏元气。为命、铅、虎、气穴也。以及命宫、坤炉、生门、密户皆此一处。人能凭真意，元神，下凝命宫，自然超生了死。此上二窍中间，又有养胎一窍，是空洞之所，虚无之窟，乃人身之正中在心下脐上黄庭之处，中丹田是也。此乃人一身之关窍也"。

③ 引气法：即行气法。行气法指能使体内真气向一定方向扩散传导。

④ 留气法：留存先天至真之气的方法。

⑤ 进神火消阴法：指补阳火消阴翳的导引方法，防止真气过多地向阴液转化，中医有益火之源，以消阴翳的治法，是用扶阳益火之法，以消退阴盛的意思。

⑥ 护阳不散法：固护阳气，使其不散的方法。

住息法

养浩生曰：敢问住息之法？

真人曰：住息与闭息不同。盖闭息者，仅仅能闭之而已；住息，则此息知有住处，不甚费气力已能千息也。

到此地位，开关期近，宜于住息一将完时，不使炁急，便神驭此炁，下尾闾关，往来十度，方上夹脊、泥丸，放下舌来，漱口中津[①]，作液咽下，送下中宫。

住息二周将完时，不使炁急，便神驭此炁，下尾闾关，往来二十度，上夹脊、泥丸，放下舌来，漱口中津，作液咽下，送入中宫。

住息三周将完时，不使炁急，便神驭此炁，下尾闾关，往来三十度，上夹脊、泥丸，放下舌来，漱口中津，作液咽下，送入中宫。

住息四周将完时，不使炁急，便神驭此炁，下尾闾关，往来四十度，上夹脊、泥丸，放下舌来，漱口中津，作液咽下，送入中宫。

住息五周将完时，不使炁急，便神驭此炁，下尾闾关，往来五十度，上夹脊、泥丸，放下舌来，漱口中津，作液下，送入中宫。

住息六周将完时，不使炁急，便神驭此炁，下尾闾关，往来六十度，上夹脊、泥丸，放下舌来，漱口中津，作液咽下，送入中宫。

凡行功，或一次行二十周，便留六周，以行此法，以臻开关境地。

【语译】

养浩生说：请问住息的方法是怎样的呢？

真人说：住息与闭息是不同的。闭息，仅仅是将呼吸停闭而已；住息，则是在停止呼吸的基础上找到了停止呼吸的地方，而且不用很费力气已经能达到闭气千息的境界。

到了这种地步，开关的时间就快到了，应该在住息快将要结束时，不要等到气息急促，就用神驾驭此气，下达尾闾关，往来10次，才向上到夹脊、泥丸，把抵在上腭的舌头放下来，用口中津液漱口，然后将津液咽下，送入中宫。

住息二周将要结束的时候，不要使气息急促，就用神驾驭此气，下达尾闾关，往来20次，再上夹脊、泥丸，把抵在上腭的舌头放下来，用口中津液漱口，然后将津液咽下，送入中宫。

住息三周将要结束的时候，不要使气息急促，就用神驾驭此气，下达尾闾关，往来30次，再上夹脊、泥丸，把抵在上腭的舌头放下来，用口中津液漱口，然后将津液咽下，送入中宫。

住息四周将要结束的时候，不要使气息急促，就用神驾驭此气，下达尾闾关，往来40次，再上夹脊、泥丸，把抵在上腭的舌头放下来，用口中津液漱口，然后将津液咽下，送入中宫。

住息五周将要结束的时候，不要使气息急促，就用神驾驭此气，下达尾闾关，往来50次，再上夹脊、泥丸，把抵在上腭的舌头放下来，用口中津液漱口，然后将津液咽下，送入中宫。

住息六周将要结束的时候，不要使气息急促，就用神驾驭此气，下达尾间关，往来60次，再上夹脊、泥丸，把抵在上腭的舌头放下来，用口中津液漱口，然后将津液咽下，送入中宫。

只要练功住息，或一次练习二十周，就要留下六周，用来练习这种功法，以达到开关的境界。

【注释】

①漱口中津：用漱口的方法使津液满口。

开任督诸关法

养浩生曰：敢问开关诸法①？

真人曰：语云“积炁开关”。盖真炁内积，自然关窍日开。

盖开关者，通吾身之橐籥[1]也。通吾身之橐龠者，所以招摄大药②也。人生以中黄为炁海，以脊后诸关为黄河③，自夹脊以至中黄④，犹自黄河以入大海也，所谓“逆挽黄河”者，此也。

炁厚则关窍不开，此无所虑；虑者，或于将开未开之际生意外之变，故古之真师，一一皆有补救，设无补救，则前功尽弃，可不哀哉！

【校勘】

1.“籥”，应为“龠”。

【语译】

养浩生说：请问开关的系列方法是什么呢？

真人说：古语有云“积气开关”。真气在体内积聚到一定程度，关窍自然就渐渐开了。

所谓开关，就是打通我们体内的橐龠。打通体内的橐龠，是因为这样可以招摄大药。人生以中黄为气海，以背后脊柱上的各个关窍为黄河，从夹脊到中黄，就好像黄河汇入大海，所以古人称之为“逆挽黄河”，说的就是这个道理。

气充足了，如果关窍仍然没有打开，这倒不用多虑，自会慢慢打开；需要注意的是，在这些关窍将开还没有开的时候发生的各种意外变化，所以上古真师，一一都有补救的方法，如果没有补救，则有可能前功尽弃，那可不就让人伤心难过了！

【注释】

①开关诸法：打开关闭人体关窍的系列方法。

②大药：指丹母、灵根，即内丹的根基。《道家内丹功》（十三）炼精化气炼药中记载“炼药是炼精化气中最关键的一环，也是较复杂和较难掌握的一步。对小药的烹炼称为炼药，炼药的目的是将小药炼成大药，成为丹母。即是把采药归炉经过温养的小药，逼进任督二脉，用进阳火退阴符之法，运炼三百候三百息，使之成为炼内丹的大药。大药又称‘丹苗’‘灵根’，灵根者即内丹之根基也。”

③黄河：李白诗云“黄河之水天上来，奔流到海不复回”。黄河是中国第二长河，流域宽广，川流不息，奔流入海，灌溉了华夏文明，被称为母亲河，此处指背后脊柱上的各个关窍作为人体真气的通路，由此而入气海。《寿世传真》中提到“其他玄门服气之术，非有真传口授，毫发之差，无益有损。今择其无损有益，随人随时随地皆可行者，惟调息及黄河逆流二诀，功简而易，效神而奇，止在息心静气，自堪却疾延年。爰以四语诀之曰：气是延生药，心为使气神，能从调息法，便是永年人”。

④中黄：指脑海，比喻脑神、天神。《太清中黄真经·释题》：“中黄者，中天之君也。”

开督脉法

养浩生曰：敢问先开何脉？

真人曰：先开督脉[①]。督脉在脊，起尾闾，历夹脊、玉枕，分两边上风府[②]，入泥丸，循两目，下鼻两边而终于人中，皆脊之督也。

此脉在脊骨外两傍边，左右各有脉。未用功前，为后天精髓所壅塞，一加真息通透则壅塞自开，关窍自闢[③]。故左脉开则左耳先有响声，右脉开则右耳先有响声。

此脉先开尾闾，开时其下甚热，玉柄崛起，急须着意引上此关。

倘禀来气弱不得上者，于一用功时淫水即泄，可用大拇指掩住督脉，以右食指掩住玉枕，提气三十六口，再用意导引三四十遍，自然得升。

如再不过去，即离座起身，两足并立，双手握固，躬自俛[④]手如揖状，轻轻摆尾三十六数，摇动其气，虽七十不老翁，亦能通透。

【语译】

养浩生说：请问先开哪条经脉呢？

真人说：先开督脉。督脉在背脊，起于尾闾，经过夹脊、玉枕，从两边上风府，进入泥丸，经过双眼，向下从鼻子的两旁而最终到达人中，这都属于背脊的督脉。

这条经脉在脊椎骨的两边，左右各有一条。没有练功之前，督脉常被后天精髓壅滞阻塞，通过练功一旦真气通透则壅塞自然开散、关窍自然透彻。所以左边的脉打开则左耳内会先有响声，右边的脉打开则右耳内会先有响声。

督脉先打开的是尾闾，打开时它的下部很热，男性的阴茎会勃起，这时迅速用意念把气上引而通过这些关窍。

倘若本来气虚体弱，气引不上去的，一用功的时候就会出现遗精，这时可以用大拇指按住督脉，用右手的食指按住玉枕，提气 36 口，再用意念导引三四十遍，气自然就升上来了。

如果气还是升不上去，就离开座位起身站立，两脚并拢，双手握固，俯身鞠躬，手如作揖的动作，然后轻轻摆动尾部 36 次，通过对其气的摇动，就算是七十岁的老人，也能使气上升而打通督脉。

【注释】

① 督脉：被称为阳脉之海，所以它主要的功用是补阳。督脉的循行主要是起于下腹部，从会阴处向后上行，于脊柱的内侧到达脖子后面的风府穴的位置，由风府穴进入到脑内，上行到头部，再往下走到的鼻尖，这是督脉的循行。所以督脉可以治疗很多它循行区域的疾病，包括肛门周围的疾病、脊柱的疾病、头部的疾病、前额的疾病、鼻子的疾病，都是可以应用督脉来进行治疗的。所以在应用督脉的过程中，往往都是以温督为主，从而来辅助督脉的阳气，这也正符合督脉为阳脉之海的特性。

②风府：经穴名。出自《素问·气府论》。别名本穴、鬼穴。属督脉。在项部，当后发际正中直上1寸，枕外隆凸直下，两侧斜方肌之间凹陷处。在项韧带和项肌中，深部为环枕后膜和小脑延髓池；有枕动、静脉分支及棘间静脉丛；布有第三颈神经和枕大神经支。主治癫狂、痫证、癔病、中风不语、悲恐惊悸、半身不遂、眩晕、颈项强痛、咽喉肿痛、目痛、鼻衄等。

③闢，同“辟”。通透，透彻。

④俛，音fǔ，屈身，低头，同“俯”。

开夹脊关法

养浩生曰：敢问次开何关？

真人曰：次开夹脊关[①]。此关在脊第十八椎骨，开时下有热气，淅淅[②]声急，宜用意导引，以度此关。

倘禀来气弱，不得上者，此处疼痛，如打伤状，可闭息，用息三上一上引之，自然过去。

再如不过去，便离座，丁字立定，左拳直举出恭[③]身，右手叉腰如武士挽弓[④]，往来摇动三十六数，不二三日，自然过去。

【语译】

养浩生说：请问接下来要开的是哪个关窍呢？

真人说：接下来要开的关窍是夹脊关。这个关窍在第十八椎骨处，这个关窍将要开时下面有热气，并好像发出急促的风声，这时应该用意念导引真气，用来度过这个关窍。

倘若本来就气弱，气不能向上通过此关，甚至出现该处疼痛，好像被打伤似的，这时可以闭息，用呼吸三上一上的方法导引它，气自然而然就过去了。

如果还是过不去，就离开座位，双脚丁字状站立，左拳直举就像要出恭举手那样，右手叉腰如武士挽弓，来回摇动36次，不过两三天，自然就过去了。

【注释】

① 夹脊关：又称辘轳关，位于脊柱二十四节正中，与中医针灸之“中脘穴”前后对应。它上通百会，下彻尾闾，中透心骨，外可拈摄天地灵阳之气，内能救护一身立命之宝。

② 淅淅，音 xīxī，形容风声、雨声或下雪声。

③ 恭，本义为恭敬，谦逊有礼的意思。从元代起，科举考场中设有“出恭”“入敬”牌，以防士子擅离座位。士子入厕须先领此牌。因此入厕为出恭。并谓大便为出大恭，小便为出小恭。

④ 武士挽弓：其动作特点为循经导引，形意相随，两手臂抬起，意念劳宫穴，激活手臂内侧阴经气血运行；通过胸廓开合，呼吸自然，以形导气，意引气行，调节肺中之气；在转体伸臂过程中，意念引导肺气沿手太阴肺经的方向运行，最后定时意念大拇指少商穴。此动作结合身心训练，引导精神层次排除杂念，感受身体变化，从而达到锻炼身心的效果。

开玉枕关法

养浩生曰：敢问次开何关?

真人曰：次开玉枕关①。

背后第一大椎[1]，开时，不觉热气滚滚而上，始而茶鸣，再如松涛②，久则雷吼。急宜用意导引，以渡此关。

倘禀来气弱，不能过此者，响声至此即住，可闭息，用意引上，随吸鼻微俯首以提之，自然过去。

炁既能过，是谓补脑还精③。此小还丹法④门。

养浩生曰：何谓大还丹法门?

真人曰：大还丹法门者，乃炁归元海⑤也。炁归元海者，是谓归根窍、复命关、贯尾闾、通泥丸⑥，故谓之大还丹也。

养浩生曰：何方方能大还丹?

真人曰：若要大还丹，除非通任脉⑦关。此关固易于开，然此点真气氤氲⑧之体，本易消化，倘一咽迟，则口中空有津液。夫津液属阴，阴质不必结阳丹，虽积累千日，终属无用。

养浩生曰：然则为之奈何?

真人曰：急须通透任脉。于咽津之先，用意从喉坠下中宫，如大石坠海一般，竟坠至底。行持数日，觉腹中辘辘然、腾腾然热，方是任脉通透之验。

养浩生曰：任脉不知宜开何处？

真人曰：任脉自十二重楼，肺脘旱口，皆宜开之。

养浩生曰：十二重楼若何？

真人曰：十二重楼，前有辨咽喉法。今只用意坠之数十，自然真炁能认正路，不趋旁径，方中归可定。

养浩生曰：肺俞[9]若何？

真人曰：肺俞在重楼下，此乃藏炁之海，炁固易归。所虑者，炁一入此，不能即下，故须用意坠下，数番方得真炁下行。如送炁时，膈不作噎，不必拘此。

养浩生曰：旱口若何？

真人曰：在心系下，其窍甚微，倘咽送之时，不知斟酌，惟求急送，止如瓶口，不能多受，势必旁溢。法宜于开十二重楼时，细细咽津，微微纳炁。习演久久，至开旱口，自免旁溢，点点皆入中宫也。

此开任脉、督脉法，更无余蕴矣。但开关后最忌者，远行劳碌，一犯此弊，炁上下时，必差三四百息，则耗无数真炁，此其验也，子其戒之。

【校勘】

1.若玉枕关是在第一大椎（即第一颈椎）处的话，那么推测夹脊关所说第十八椎应该是第十一胸椎处。

【语译】

养浩生说：请问接下来再开哪个关窍呢？

真人说：接下来要开的是玉枕关。

玉枕关在背后第一大椎处，开的时候，热气不禁滚滚而上，开始有如悠悠茶鸣的声音，继而出现如松涛般的声音，再后来则出现雷吼般的声音。这时应该立即用意念导引，让气渡过这个关窍。

如果先天禀气不足，气不能渡过此关，响声到了这个地方就停下来了，就闭息，并用意念导气上行，同时鼻子吸气并微微低头以帮助提气，气自然而然就过去了。

气如果能过去了，就称之为还精补脑。这就是小还丹的方法。

养浩生说：那什么是大还丹法呢？

真人说：大还丹法，是气归元海。气归元海，就是所谓归根窍、复命关、贯尾闾、通泥丸，所以说叫作大还丹。

养浩生说：那什么方法才能达到大还丹的境界呢？

真人说：如果要达到大还丹的境界，除非打通任脉关。这个关窍虽然容易打开，但这一点点氤氲之气，本来就很容易消散，倘若咽下的稍微迟一点，则口内就只剩下津液了。津液属于阴，阴性物质不能凝结成阳性的丹，所以即使练功累积千日，最终也没有什么作用。

养浩生说：那应该怎么做呢？

真人说：必须及时打通任脉。在咽津液之前，用意念将气从喉部向下坠入中宫，就好像大石头坠入大海一样，一直下坠到海底。这样练习几天，就会感觉到腹中有咕噜噜的响声，有热腾腾的感觉，这才是任脉打通的现象和证验。

养浩生说：不知道任脉应该开哪些地方？

真人说：任脉从十二重楼开始，到肺腕罗口，都应该打开。

养浩生说：十二重楼是什么呢？

真人说：十二重楼，在前面辨咽喉法的时候讲过。这里只要用意念咽下数十次，真气自然能够循着正路，而不会偏向旁边，如此才能按照中正之路返回而安定。

养浩生说：肺俞又是什么呢？

真人说：肺俞在十二重楼下面，这里是藏气的海洋，所以气本来就容易返回到这里。需要注意的是，如果气进此处后，无法立即继续下行，所以必须要用意念随之坠下，数次之后真气才能真正下行。如果往下送气的时候，没有什么噎膈阻碍，也不必拘泥这些方法。

养浩生说：罗口是什么呢？

真人说：在心系之下，这个窍非常微妙，倘若咽送的时候没有把握好，只是快速下咽，就好像水倒在了瓶口，而没有进入瓶子，水就一定会流溢在瓶外面。方法是在打开十二重楼的时候，细细地咽津液，慢慢地收真气。练习久了，直到咠口打开，自然水就不会旁溢了，点点真气都进入中宫。

这样开任脉、督脉的方法，就没有什么不清楚的了。但在开了这些关窍之后最忌讳的，就是长途跋涉的劳累，一旦犯了这条禁忌，真气上升、下降时，一定会差三四百个呼吸，则必然消耗无数真气，这就是验证的方法。你一定要引以为戒。

【注释】

①玉枕关：为气运行督脉的第三关，位于头后正中枕骨粗隆处，两风池穴连线的中点，具有活血化瘀作用，可改善颈部板硬、沉重不适。

②松涛：风吹松林，松枝互相碰击发出的如波涛般的声音。

③补脑还精：是道家保持元气的养生延年之术。

④小还丹法：是练精化气阶段，亦称为“筑基功”。古代内丹气功家认为人到成年，由于物欲耗损，精气已不足，必须用先天元气温养它，使后天精气充实起来，并使重返先天精气，方能达到“小还丹”的目的。

⑤元海：在人体正面的下丹田，神阙穴和背部命门穴前后两面的统称位置。

⑥归根窍、复命关、贯尾闾、通泥丸：归根窍即丹田，复命关即泥丸。丹田为人生受气之根源，泥丸为返老还童之关键。修炼大要在于调动下面之水，以济上面之火，即水在丹田化为气，上升泥丸而补脑髓。所行径路，即颠倒水火，运行周天，贯尾闾而通泥丸。

⑦任脉：最早记载于《黄帝内经》，为人体经脉之一，属于奇经八脉，有“阴脉之海”之称。任脉起于胞中，止于下颌，共有关元、气海等 24 腧穴。此经主要有调节阴经气血、调节月经的作用，主要治疗经脉循行部位的相关病症。

⑧氤氲：指阴阳二气互相作用的状态，万物由相互作用而变化生长之意。

⑨肺俞：位于第三胸椎棘突下，后正中线旁开 1.5 寸，属膀胱经。冲击

第三胁动、静脉和神经，震动心肺、破气机。主治疾病为：肺经及呼吸道疾病，如肺炎、支气管炎、肺结核等。

引炁入四肢法

养浩生曰：敢问引炁①入四肢法？

真人曰：此炁既透任督二脉②，如水能入海，虽沟渠溪涧，亦必灌溉之，所以必引入四肢百脉也。

养浩生曰：先当引何脉？

真人曰：先须引四肢。

用两拳各分左右，下垂如揖，直至脚面；徐徐引起，如提重物，存此炁自足底涌泉穴渐渐随手提起，以至平身，以两拳直伸至顶上，使手足三阴③之炁从足走胸、从胸走手。将手一放，又意手足三阳④之炁从手走头、从头走手、从手又至足[1]。

如此三十六数完，则手足三阴三阳之炁自然彻上彻下。初虽不觉，后自真炁滚滚也，所谓“四肢如车轮”者，臻之于此。

养浩生曰：次宜引何脉？

真人曰：次宜引委中⑤、承山⑥、三里三穴。委中穴在膝后弯纹中，承山穴在足根[2]上八寸，三里穴⑦在膝下三寸。

欲引此脉，先将左膝抵住右之委中，则右之承山自然压住右[3]之三里，用意从此气踵而复起，三十六数毕，又以右膝更作。盖委中能管肚腹之患，承山能坚筋骨，使脉络通流，遍身轻健，不徒引之而已。

养浩生曰：次宜引何脉？

真人曰：次宜引曲池⑧、肩井⑨二穴。曲池在肘后尖纹尽处，肩井即顶中也。

互以手臂弯转，以左右手交相互抵曲池，意领此炁，平平着力，左右往来牵动，手亦随之，更作三十六数次。盖曲池通手之三阳处、总交会也。

养浩生曰：次引何脉？

真人曰：次宜引风府⑩、风池⑪二穴。脑后发际之下陷处为之风府，两关高内为之风池。必以两手交叉接实风池，若首从右侧将右之鱼际重风池一按，右[4]亦更作如左[5]，往来转转、摇动天柱三十六，自然亦能去风痰也。

养浩生曰：次宜引何脉？

真人曰：次宜引攒竹[12]、听会[13]二穴。攒竹穴在眉尖陷中，听会穴在耳珠陷中。以两食指按定攒竹，以两大指按定听会，意引此炁上下往来三十六数。

此引四肢百脉之法，全备于此矣。但此数段功，俱属正功中旁功，自与诸开关法不同，可于功暇时行之。

【校勘】

1.原文中“又意手足三阳之炁从手走头、从头走手、从手又至足”一句，应改为“又意手足三阳之炁从手走头、从头又至足”，于义方通。因为十二经脉的循行路线，手三阳从手走头、足三阳从头走足。

2.“根”应为“跟”。

3.“右”应为“左”。

4.“右”应为“左”。

5.“左”应为“右”。

【语译】

养浩生说：请问引气入四肢法是怎么样的呢？

真人说：真气已经通达任督二脉，就好比水能汇入大海，即使是沟、渠、溪、涧，也一样都会灌入大海，所以必须把气引入四肢百脉。

养浩生说：首先应该导引什么部位的气脉呢？

真人说：首先应该导引四肢的气脉。

双手握拳于身体两侧，躬身下垂就好像作揖的动作，直到脚面；再慢慢起身，好像提着很重的东西一样，同时默想真气从足底涌泉渐渐随着手的动作提起，直到身体直立，两拳向上伸直到头顶上方，使手、足三阴之气从足运达胸部、从胸再到达手部。把手一放、松开两拳，又用意念把手、足三阳之气从手引到头部，从头到手，从手再又引到了足部。

这样练习36遍结束后，手足三阴、三阳之气自然上下通透。开始的时候虽然没有什么感觉，但到了后来就会感觉真气滚滚而来，所谓“四肢如车轮”，说的就是达到这个境界的现象。

养浩生说：其次应该导引什么部位的气脉呢？

真人说：其次应该导引委中、承山、足三里这三个穴位了。委中穴在膝关节后面的横纹中间，承山穴在足跟上八寸的地方，足三里在膝关节下三寸的地方。

想要导引这些部位的气脉，先将左膝关节抵住右侧的委中穴，此时右侧的承山穴自然就压住了左侧的足三里，用意念从此处把气引下至脚后跟，再从脚后跟引回到此处，如此练习 36 遍之后，再换右膝进行练习。委中穴能主治肚腹部位的疾病，承山能坚实筋骨，这样练习可以使脉络通畅，全身轻健，不只是导引这些穴位而已。

养浩生说：其次再应该导引哪些部位的气脉呢？

真人说：其次应该导引曲池、肩井这两个穴位了。曲池在肘横纹尖的末端，肩井在肩部的顶端。

导引时两手臂弯曲，用左右手相互抵压曲池，并用意念导引此处之气，均匀用力，左右交替，手也随之交替，左右交替练习 36 次。曲池与手三阳经相通，因为它是手臂三条阳经交汇之处。

养浩生说：其次又该导引什么部位的气脉呢？

真人说：其次应该导引风府、风池这两个穴位了。脑后发际之下的凹陷处是风府穴，耳后高骨下的两个凹陷内是风池穴。双手交叉按压在风池穴上，如果先从右侧开始，就将右手的鱼际用力按压在右侧的风池，变右侧练习时同左，来回转动、摇转天柱（即颈椎）36 次，自然能够祛除风痰等症。

养浩生说：接下来应该导引哪个部位的气脉呢？

真人说：接下来应该导引攒竹、听会两个穴位了。攒竹穴在眉毛内侧尖端的凹陷处，听会穴在耳珠前面的凹陷中。用两手食指按住攒竹穴，用两大指按住听会穴，用意念导引真气上下来回运行 36 次。

这些都是导引四肢百脉的方法，全部介绍都在这里了。但这几段功法，都属于正功中的辅助功法，自然与各种开关法不同，可以在练功闲暇时进行练习。

【注释】

① 引炁：通过意念将内气布运到身体一定部位。也指通过呼吸将自然之

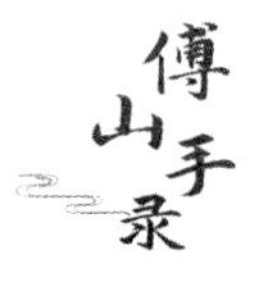

气吸入体内。

②任督二脉：按照《素问·骨空论》所述“任脉者，起于中极之下，以上毛际，循腹里上关元，至咽喉，上颐循面入目”“督脉者，起于少腹以下骨中央，女子入系廷孔，其孔，溺孔之端也。其络循阴器，合篡间，绕篡后，别绕臀至少阴，与巨阳中络者合，少阴上股内后廉，贯脊属肾。与太阳起于目内，上额交巅上，入络脑，还出别下项，循肩内，挟脊抵腰中。下循膂络肾，其男子循茎下至篡，与女子等，其少腹直上者，贯齐中央，上贯心，入喉上颐环唇。上系两目之下中央”。任督二脉出于人体胞中（少腹），在体表以人体腹部的曲骨穴为起点，从身体正面沿着正中央往上到唇下承浆穴，这条经脉就是任脉；督脉则是由曲骨穴向后沿着人体后背往上走，到达头顶再往前穿过两眼之间，到达口腔上颚的龈交穴。任脉主血，督脉主气，为人体经络主脉。任督二脉若通，则八脉通；八脉通，则百脉通，进而能改善体质，强筋健骨，促进循环。任督二脉在中医诊脉与道家导引养生上相当重要，同时也因武侠小说里渲染与夸张的描述，如可借由武功高强之人打通自身的任督二脉等，任督二脉一旦被贯通，武功即突飞猛进，故也成为一般人最为熟知的气脉名称。

③手足三阴：包括手太阴肺经、手少阴心经、手厥阴心包经、足太阴脾经、足厥阴肝经和足少阴肾经。

④手足三阳：包括手阳明大肠经、手少阳三焦经、手太阳小肠经、足太阳膀胱经、足少阳胆经，足阳明胃经。

⑤委中：腧穴。出自《灵枢》。别名郄中、委中央、腘中、血郄、腿凹、中郄。位于膝后区，腘横纹的中点，在腘窝正中，有腘筋膜；皮下有股腘静脉，深层内侧为腘静脉，最深层为腘动脉。本穴能理血泻热，舒筋活络。善治腰痛，髋关节活动不利，腘筋挛急，下肢痿痹，半身不遂，腹痛，吐泻，丹毒。现多用于坐骨神经痛、中风后遗症、肠炎、痔疮、湿疹等。

⑥承山：经穴名。出自《灵枢·卫气》。别名鱼腹、肉柱、伤山。在小腿后面正中，委中与昆仑之间，当伸直小腿或足跟上提时腓肠肌肌腹下出现尖角凹陷处。布有腓肠内侧皮神经，深层为胫神经，有小隐静脉和深层的胫后动、静脉。主治小腿痛、腰背痛、霍乱转筋、便秘、痔疮、脱肛、腓肠肌痉挛、坐骨神经痛、下肢麻痹或瘫痪等。

⑦足三里：为胃下合穴。出自《灵枢·本输》。在小腿外侧，犊鼻下3寸，胫骨前嵴外1横指处。具有和胃健脾、通腑化痰等功效。主治呕吐、腹胀、肠鸣、消化不良、下肢痿痹等。

⑧曲池：腧穴，属于手阳明大肠经之合穴。出自《灵枢·本输》。此腧穴在肘横纹外侧端，屈肘，当尺泽与肱骨外上髁连线中点。有清热解表，疏经通络的作用。临床上主要用于配合治疗手臂痹痛、上肢不遂、热病、高血压、癫狂、腹痛、吐泻、咽喉肿痛、齿痛、目赤肿痛、瘾疹、湿疹、瘰疬等。

⑨肩井：经穴名。出自《针灸甲乙经》。别名膊井、肩解。属足少阳胆经。手足少阳、阳维之会。在肩上，前直乳中，当大椎与肩峰端连线的中点上。或以手拼拢，食指靠颈，中指尖到达处是穴。布有锁骨上神经后支，副神经，及颈横动、静脉。主治项强、肩背痛、手臂不举、中风偏瘫、滞产、产后血晕、乳痈、瘰疬、及高血压、功能性子宫出血等。

⑩风府：经穴名。出自《素问·气府论》。别名本穴、鬼穴。属督脉。在项部，当后发际正中直上1寸，枕外隆凸直下，两侧斜方肌之间凹陷处。在项韧带和项肌中，深部为环枕后膜和小脑延髓池；有枕动、静脉分支及棘间静脉丛；布有第三颈神经和枕大神经支。主治癫狂、痫证、癔症、中风不语、悲恐惊悸、半身不遂、眩晕、颈项强痛、咽喉肿痛、目痛、鼻衄等。

⑪风池：经穴名。出自《灵枢·热病》。属足少阳胆经。足少阳、阳维之会。在项部，当枕骨之下，与风府相平，胸锁乳突肌与斜方肌上端之间的凹陷处。布有枕小神经分支和枕动、静脉分支。主治头痛、头晕、伤风感冒、鼻渊、鼻衄、目赤肿痛、迎风流泪、夜盲症、耳鸣、耳聋、颈项强痛、落枕、荨麻疹、丹毒、神经衰弱、癫痫、高血压、甲状腺肿、电光性眼炎、视神经萎缩等。

⑫攒竹：经穴名。出自《针灸甲乙经》。别名眉头、眉本、员在、始光、夜光、明光、光明、员柱。属足太阳膀胱经。在面部，当眉头陷中，眶上切迹处。布有额神经内侧支和额动、静脉。主治头痛、目眩、目翳、目赤肿痛、迎风流泪、近视、眼睑瞤动、眉棱骨痛、急慢性结膜炎、面神经麻痹等。

⑬听会：经穴名。出自《针灸甲乙经》。别名听呵、听河、后关。属足

少阳胆经。在面部，当耳屏间切迹的前方，下颌骨髁突的后缘，张口有凹陷处。布有耳大神经，面神经和颞浅动脉。主治耳鸣、耳聋、齿痛、口眼㖞斜、中耳炎、腮腺炎、下颌关节炎等。

留炁法

养浩生曰：敢问留炁之法[①]？

真人曰：留炁者，留此先天至真之炁。此炁上与天通，未有此形，即有此炁。关未开时，则此炁莫能得入中𣅜；关既开时，则此炁自有入路，如野禽山兽虽入笼中，必不安服。

法宜于采药[②]后，工夫一完，随闭塞口鼻，如中𣅜一寸三分，便宜于一寸四五分外，用意旋绕二三十度，气急又调息为之。再加不行远路，不言、不酒，如护花蕊，行、住、坐、卧，念兹在兹[③]。其中自有一团温热之气蕴结于中，久久之后，自然结像也。

【语译】

养浩生说：请问留气的方法是什么呢？

真人说：留气，是留先天的至真之气。这真气上可与天相通，在人体还没有形成之前，就已经有这气了。关窍没有打开的时候，则真气不能进入中𣅜；关窍既然打开，则这真气就开始有了进入的道路，好像野兽山禽虽然关入了笼中，但一定不会安分服从。

练习方法应该在练功采药之后，功夫练习一结束，就紧闭口鼻，假设中𣅜在一寸三分的地方，那就在一寸四五分之外，用意念引气旋转二三十遍，如果气息急促了就再次调息、再次练习。还要注意不要走远路，不要多说话，不要饮酒，好像保护花蕊一样，行、住、坐、卧，都要把握当下。这样慢慢地自然就会有一团温热的气蕴结在中𣅜，练习时间久了，自然就会凝结成像。

【注释】

① 留炁之法：留存先天至真之气的方法。

② 采药：采药之法在丹经中属于机密，往往用“火逼金行”之类隐语暗

喻。火指心、神，即意念；金指肾（包括泌尿系统和生殖系统）中的精气。采药就是要加强意念的作用，即使用武火，使即将流向阴茎的精气（小药）向下后方行，走上督脉，以运河车（运周天）。常用的方法一般采用撮、抵、闭、吸四字诀。它是在逆腹式呼吸的同时，配合以四项动作：撮提谷道（收缩肛门），舌抵上腭，闭目上视，鼻中吸气。为了采药，此时应加强后天呼吸，这样“鼓之以橐籥，吹之以巽风，煅之以猛火，火炽则水沸，水沸则驾河车”。小药导入督脉后，即用意将真气由尾闾沿督脉缓缓搬运到头顶百会穴，在这个过程中缓缓吸气；然后缓缓呼气，再用意念将真气由百会穴缓缓沿任脉搬运回丹田，从而完成采药归炉（选自《道家内丹功》（十一）炼精化气·采药）。

③念兹在兹：念念不忘某件事情。

消阴还阳进神火法

养浩生曰：敢问消阴还阳进神火法[①]？

真人曰：消阴者，非消阴中之阴也，乃消阳中之阴也。盖此先天真炁于采咽时，内杂灵液，虽灵矣，杂收入㽞，终属有形，久必消耗，安能成胎？

法宜于采药时，初则咽津一遍，于虚咽后，住息凝神，尽忘四大，内存此炁，温然如火，结于中宫。后咽津一遍，虚咽二遍；后咽津一遍，虚咽三遍。自然液少炁多，胎炁不杂，此诀上古真师不肯轻露，子其秘之。

【语译】

养浩生说：请问消阴还阳进神火法是怎么样的呢？

真人说：消阴，不是消阴中之阴，而是消阳中之阴。先天真气在采咽的时候，里面难免杂有灵液在内，虽然是灵液，但杂质随之收入中㽞，终究属于有形之物，时间久了必然消耗真气，哪里还能结成圣胎呢？

具体方法应该在采药的时候，初时咽津一遍，在虚咽后，住息凝神，默想四大皆空，里面存有真气，温暖的好像一团火，聚集在中宫。之后咽津一遍，虚咽两遍；再之后咽津一遍，虚咽三遍。慢慢地自然就灵液少而真气多了，自然胎气不杂而纯净。这个口诀是上古真师不肯轻易外露的，你一定要珍惜。

【注释】

① 消阴还阳进神火法：指补阳火消阴翳的导引方法，防止真气过多地向阴液转化，中医有益火之源，以消阴翳的治法，是用扶阳益火之法，以消退阴盛的意思。

护阳不散法

养浩生曰：敢问护阳不散①法？

真人曰：此功于进火②一月，方行一次，又谓小封固③法。

凡进火一月，便不必采药，减食少餐，不接人事，兀坐如愚，默然若痴，心要柔和，气要安定。不必抵腭，但塞口鼻，外除四大④，止存中早，圆陀陀，光灿灿，一物行之。久久自然炁与神住矣，阳自不散。方又采取，以图真积上进。

【语译】

养浩生说：请问护阳不散法是怎么一回事呢？

真人说：这个功法是在进火练习一个月，方才练习一次，又叫作小封固法。

凡是进火练习一个月，就不必练习采药，减少饮食，不理俗事，呆呆地静坐犹如傻坐，静静地打坐犹如痴呆，心要柔和，气要安定。不用舌抵上腭，但要紧闭口鼻，忘记所有的事物及自己的身体，仅把意识放在中㽘，会观察到，圆陀陀，光灿灿，只有真气一种东西在运行。练习日久自然气与神凝，阳气不散。然后才又进行采取药物的练习，进而达到真气集聚继续前行的目的。

【注释】

① 护阳不散：固护阳气，使其不散的方法。

② 进火：《九转还丹功》第五“进火”，吴云青真传九法中讲：“进火者，乃是道之运周天，释曰转法轮，儒谓升降，三教之名虽异，其理相同，总由真炁上升，方得法轮常转，学者，要知转运之理，并不是有何物可转，乃是用真意，使真气运转而已也。”

③小封固：即“封炉”。出自《慧命经》：“封固者，温养之义。停息而非闭息，乃用文火，将神气俱伏于气穴耳，随后火逼金行，待其有行动之机，则周天武火，自此起运也。”

④四大：指地、火、水、风，乃组成宇宙、人身的基本元素。这里泛指世界所有的事物，包括自己的身体。

减便溺使不泄真法

养浩生曰：敢问减便溺法[①]？

真人曰：便溺虽属糟粕无用之物，不知多则亦令人真炁从此而泄。但于此时，一日止可饮一二勺水，不饮更妙。然又不可渴而强使之不饮也，但以渐而减，方不害义。至于饭食，虽曰充饥，止可半饱。所以上古祖师云“饥中饱，饱中饥”，正谓此一着也。饮食既节，便溺自减；便溺既减，真炁自无泄处。况此阳炁，无形无质，一身毛孔皆能泄之，便溺之外，虽沐浴流汗，皆宜谨慎。

【语译】

养浩生说：请问减便溺法是怎么回事？

真人说：便、溺虽然属于糟粕没有用的物质，但是很多人不知道如果排泄过多，也会让人的真气从此外泄。有鉴于此，一天只可以喝一二瓢水，不喝更好。但又不可以渴了还强行不去喝水，可以慢慢地减少，才不会对身体造成伤害。至于吃饭，虽然是为了充饥，但只能吃到半饱。所以上古祖师说“饥中饱，饱中饥”，就是说的这个意思。饮食已经节制，便溺自然就减少了；便溺减少了，真气自然也就无处可泄了。况且阳气，无形无质，一身的毛孔都能泄气，所以除了便溺之外，即使是沐浴、流汗，也要谨慎对待。

【注释】

①减便溺法：为了减少真气的消耗，进而减少大便、小便的方法。

踵息第五

总　论

养浩生曰：敢问踵息之时，有何作用？

真人曰：踵息者，深深之意，谓此息藏之极深处也。又真炁路熟，能接踵而归之中宫也，盖不止于能住而已。功夫至此，阳炁多而阴质少矣。

阳气既多，不有以烹炼[①]之，则丹自不结，故有文烹[②]武炼[③]法，以坚其体。

既烹炼矣，设药物不多，则真体枯槁，故有炁炁归根法，所以佐烹炼也。

当炁炁归根时，设不辨水火[④]，则有阴阳差殊之谬，故有进水[⑤]、进火二法。

水火进时，不无铢数，若无铢[⑥]数，有何稽考？故又有交进铢数法。

此踵息时之合功也。

【语译】

养浩生说：请问踵息的时候，有什么作用呢？

真人说：踵息，是深深的意思，是说息藏在了非常深的地方。也是真气运行已经无碍，能够连续不断地返回中宫，而不只是能闭、住而已的意思。功夫到了这个境界，阳气越来越多而阴质越来越少了。

阳气虽然已经充足，如果不进行烹炼，则丹不会自动结成，所以有文烹武炼法，来坚固它。

既然要进行烹炼，如果药物不充足，则真体会变得枯槁，所以有气气归根法，用它来辅助烹炼。

当气气归根的时候，如果不辨识水火，则有可能出现阴阳不辨的差错，所以有进水、进火两种方法。

水、火进的时候，没有不用铢来计数的，如果不用铢计数，那有什么办法进行考核验证呢？所以又有交进铢数法。

这就是踵息地功效和作用。

【注释】

① 烹炼：何谓烹炼，烹炼者，譬如凡人饮食之煮饭也。煮饭起初，定必用猛火而煮，初要煮之时，若无用猛火煮者，米定不能成饭矣。所以药物已得，若无用进火行周天之功，运上玄关烹炼，定不能成金丹舍利也。

② 文烹：用文火温养。

③ 武炼：用武火炼制。

④ 水火：此处指体内的真水与真火。

⑤ 进水：增进真气化生津液，防止阳气积存多了而导致的燥烈。

⑥ 铢：古代重量单位，二十四铢等于旧制一两（亦有其他说法，标准不一）。道家也常用“铢”作为单位来记录元炁的多少，如“人自出生起，每三十二个月，便生元炁六十四铢。从一岁至两岁零八个月生一阳，长元炁六十四铢……”

踵息法

养浩生曰：敢问踵息之法？

真人曰：踵息与住息不同。盖住息也者，炁止知有住处也。至于踵息，则所住之气，深深然藏，将有成形之意，已能七八千息也，可一坐半昼，不知饥渴，止宜两日采药一次，每月之中一采二养是一月采药十次也。

如该采药日期，便先调气息，出入柔缓，调百息外，便舌抵上腭，内不出，外不入，默运此炁，自尾间以至泥丸，入口化液，自能点点降入中宫。每降一点，则腹中辘辘然鸣，口中香甘无比，腹中温热[①]异常，方养火二日。养火则不必舌抵腭矣，但踵厥息，内照二日，方又采药。自住息至此，增息法皆不可少。

【语译】

养浩生说：请问踵息的方法是怎么样的呢？

真人说：踵息与住息是不同的。住息，是气停止后知道了气停留的地方。而踵息，则是能把所停住的气藏得更深，将要有成形的意思，这时已经能闭息七八千息了，可以一坐就是半天，不饥不渴，只需要两日采药一次，每个月一采二养是一个月采药十次。

如果到了该采药的时候，就先进行调息，呼吸出入都要柔缓，调息 100 次后，就舌抵上腭，使内气不出，外气不入，默默运气，从尾闾到泥丸，入口后化成津液，自然能够一点一点地降到中宫。每降一点，则腹中就会有咕噜噜的响声，口中甘香无比，腹中也有不同寻常的温热感，这样才需要养火两天。养火就不用舌抵上腭了，只要练习踵息就可以了，返观内视两天后，才再开始采药。从住息到这里，增息法都不能少。

【注释】

①腹中温热：腹中有不同寻常的温热感。

文烹武炼法

养浩生曰：敢问文烹武炼之法？

真人曰：夫烹炼者，谓烹我之真炁，使之老炼也。如养火日[①]，先文烹后武炼。文烹者，意要安闲，气要柔静，四肢若不胜；武炼者，意要奋扬，气要鼓壮，精神要威武。行之久久，自然神炁相合，结而不散。

【语译】

养浩生说：请问文烹武炼的方法是什么样的呢？

真人说：烹炼，就是“烹调”体内的真气，使之更加成熟稳固。如在养火之日，须先用文火烹，再用武火炼。文烹时，意念要安定清闲，气息要柔和宁静，四肢好像不复存在；武炼时，意念要奋发激扬，气息要雄壮，精神要威武。练习日久，自然神气相合，凝结不散。

【注释】

①养火日：培养火的时间。

炁炁归根法

养浩生曰：敢问炁炁归根法[①]？

真人曰：炁炁归根者，盖灌溉法也。夫于烹炼之外，设无真炁灌溉，则药性大燥而不润。

法宜于踵息时，用意此炁循循归中宫。初虽不觉，久则其炁一用意引，自觉暖气下归中极。功夫至此，腹自不饥。此炁炁归根之要诀也。

【语译】

养浩生说：请问炁炁归根法是怎么一回事呢？

真人说：气气归根，就是灌溉的方法。除了烹炼之外，假如没有真气的灌溉，则药性就会非常干燥而不润泽。

方法是在踵息的时候，用意念将真气慢慢地依次归入中宫。开始时虽然没有什么感觉，练习时间长了，真气被意念导引，就会感觉温暖的气向下运行而归入中宫深处。功夫练到这个地步，已经很少感觉饥饿了。这就是气气归根的要诀。

【注释】

① 归根法：将气回归根本。《道德经》有曰："致虚极，守静笃。万物并作，吾以观其复。夫物芸芸，各复归其根，归根曰静，是曰复命。复命曰常，知常曰明。"其中的"根"即为"道"，为生命的本源。

进水法

养浩生曰：敢问进水法？

真人曰：水在人为液。然此液非寻常之液，盖出于用功时，真炁所化液也，乃真水也。此水乃与所留之阳炁原出一本，但阳炁太烈，此水性润，恐阳炁积多，故用此以润之，所以必需之真水[①]也。

法宜于用功时，运此炁自尾闾，升泥丸，入口化液，咽下中宫，次次同一法。

【语译】

养浩生说：请问进水法是什么样的？

真人说：水在人体内是以液体的形式存在的。但这种液体不是寻常的液体，它是产生于练功的时候，是真气所化生成的津液，所以称之为真水。这种水与体内聚集的阳气同出一源，但是阳气太过燥烈，而此水则性质滋润，担心阳气积存多了会导致燥烈，所以用水来滋润它，也必须要用真水。

方法是在练功的时候，运真气从尾闾上升到泥丸，入口化生成津液，然后再咽下中宫，每次都是用这样的方法进行练习。

【注释】

①真水：即肾水，又称元阴、真阴、肾水，是全身阴液的根本，对机体各个脏腑器官起着滋润和濡养的作用。

进火法

养浩生曰：敢问进火法？

真人曰：火在人为神也。此神非思虑之神[①]，亦出于行功时，神炁交结之神，乃真火[②]也。此火乃与真水原同一本，但水性虽润，终属阴物，必得此火薰蒸，方能化质成炁，所以必须真火也。

法宜于用功时，不宜抵腭，神运此炁，自尾闾，升泥丸，干咽此炁，神驭入中宫，次次同一法。

【语译】

养浩生说：请问什么是进火法呢？

真人说：火在人体中指的就是神。这里指的神并非是思虑之神，也是产生于练功之时，是神气相合之后的神，称之为真火。真火与真水同出一源，水的性质滋润，但仍然属于阴性物质，必须得到真火的熏蒸，才可以从质转化为气，并且必须得用真火。

方法是在练功的时候，不用舌抵上腭，用意念运行真气，从尾闾上升到泥丸，干咽此气，并用意念将其送入中宫，每次都用这样的方法。

【注释】

①思虑之神：指自然、社会因素引起的意识思维活动，即“后来为情识所移，遂成思虑之神。”见《听心斋客问》：“元神、思虑之神何如？”

②真火：即心火，又称元阳、真阳、心火，是全身阳气的根本。

水火交进铢数法

养浩生曰：敢问水火交进铢数法[①]？

真人曰：大药原无斤两，止以炁结为期，此古师真诀也。但药虽无斤两，然使进水火时不知铢数，则兀坐穷年，何为底止？故初进水火时，阳气大燥，法宜多进水；次宜水火平进；后则火宜多而水宜少矣。以一息为累，十息为一铢，二十四铢为一两，十六两为一觔[②]。如三千八百四十息为一觔，三万八千四百息为十觔，一万息则得三觔余水火也。

如初进时，六停进水，四停进火；中则五停进水，五停进火；后则六停进火，四停进水；方得水火平等。设踵息至一万息，是得三觔水火也。如初进时，止宜三千三百三十息进水，余时养水；俟第二日，六千六百六十息进火，余时养火。余仿此而行。

【语译】

养浩生说：请问什么是水火交进铢数法呢？

真人说：大药原无斤两，止以炁结为期，这是古代先师所传的真诀。药虽然没有斤两，但是进水火的时候不知道铢数计量，可能茫然的枯坐很多年，也不知道什么时候是期限？在开始进水火时，因为阳气过于燥烈，所以应该多进水；之后进水火则应该水火平等；后期则应该进火多而进水少。以一息来计数，十息合计为一铢，二十四铢合计为一两，十六两合计为一斤。例如：3840 息就是一斤，38400 息就是十斤，10000 息就等于三斤多水火。

如初期进水火时，应该六停进水，四停进火；中期则五停进水，五停进火；后期则六停进火，四停进水；这样才能水火平等。假设踵息可以到 10000 息，这样可得三斤水火。如果初期进水火时，只可以 3330 息进水，其它时间养水；等第二日,6660 息进火，其他时间养火。其他照此进行练习。

【注释】

① 水火交进铢数：通过铢来计数，平衡进水与进火的比例。

② 觔：同“斤”。

胎息第六

总　论

养浩生曰：敢问胎息①之时，有作用否？

真人曰：夫胎息，谓此息已成胎也，所谓“长胎住息”②是也。必住息，然后能长胎。功夫至此，是胎仙已就，所谓“男子怀胎”是也。

此时已将身外有身，惟恐真炁不固，胎婴③有失，故有护胎封固法。

设不离封固，终非自然，故有老炼结丹④法。

既老炼矣，设不成像，则圣体不坚，故有养丹成像⑤法。

然后圣胎日长，气体日固，长年驻世，肇之此也。

【语译】

养浩生说：请问胎息的时候，有什么作用呢？

真人说：胎息，就是说息已成胎的意思，就是所谓的“长胎住息”。一定要住息，然后才能长胎。功夫到了这个地步，可以说是仙胎已经成就了，所谓“男子怀胎”。

这时已经身外有身，只是担心真气不固，胎婴有所闪失，所以有护胎封固法。

假如一直离不开用封固的方法，终究还不属于自然之法，所以有老炼结丹法。

丹已老炼，如果不能显现呈象，圣体就不能坚固，所以有养丹成像法。

之后圣胎一天一天地长大，气体也一天一天的坚固，长久驻世，从这里开始。

【注释】

①胎息：又称“脐呼吸”“丹田呼吸”，指像婴儿一样不用口鼻呼吸。语见《抱朴子·释滞》：“得胎息者，能不以口鼻嘘吸，如在胞胎之中。”《云笈七签》曰：“人能依婴儿在母腹中，自服内气，握固守一，是名胎息。”

②长胎住息：停止呼吸，促进“胎婴”生长和正常发育，帮助“胎婴”增长得更快一些。

③胎婴：内丹功夫达到胎息境界时体内由真炁所凝结形成的新物体，犹如怀胎一般。

④老炼结丹：在胎息的境界时，着重用“神”方面的功夫，来进一步使体内的金丹所成熟稳固。

⑤养丹成像：在修炼到胎息境界时，内视体内会出现各种景象。练习日久之后，双眼如炬，晚上看到东西也和白天一样。

封固法

养浩生曰：敢问封固法[①]？

真人曰：封固者，谓封固贮药之早也。此早既中藏真药[②]，设不封固，则所得难偿所失，何以结丹？此时既能完是一万三千五百息数，一皆自然而然，毫无勉强。

法宜令学者，不必抵腭，但一意规中，不出不入，俟此中宫真炁蟠结真神，诸脉余气上下轮转，四肢撼动，置之不知之地。

久之脉自定，气自停[③]。外使伴侣炷香盘，初坐三时，便击小铜磬[④]，令学者出静[⑤]。四时、五时，以至十二时，皆以渐增，不可逾则，深恐久定之中有所差失，慎之慎之！

【语译】

养浩生说：请问什么是封固法呢？

真人说：封固，是封固贮藏药物的那个地方。这个地方既然贮藏了真药，假如不封固，难免有所流失而入不敷出，怎么能够结丹呢？此时已经能够完成踵息一万三千五百息，并且一切都是自然而然，毫无勉强。

方法是让学修者，不用舌抵上腭，但要把注意力集中在中宫，不出不入，等到中宫真气与真神相合，即使各条经脉之气上下运转、四肢振动，也要置之不理，如入物我两忘之地。

练习久了，脉自然定、气自然停。另外，可以请伴侣点香坐在一边，开始坐到三个时辰的时候，就让伴侣敲击小铜磬，让学修者出静而结束练功。慢慢地增加到四个时辰、五个时辰，直到十二个时辰，这些都要逐渐增加，不可冒进，这是担心入定时间太久而有所差池，一定要慎之又慎！

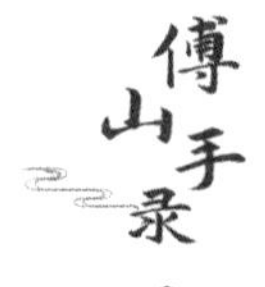

【注释】

①封固法：即“封炉”。出自《慧命经》：“封固者，温养之义。停息而非闭息，乃用文火，将神气俱伏于气穴耳，随后火逼金行，待其有行动之机，则周天武火，自此起运也。”

②真药：也称“丹”“金丹”“内丹”。指人体精气神结合而成的产物。

③自定：自行停止。

④铜磬：一种法器，“节度威仪，容止所要”。《洞玄灵宝道学科仪》云，“治舍左前台上，有悬钟磬，依时鸣之，非唯警戒人众，亦乃感动群神”。南宋金允中《上清灵宝大法》卷二十称，“坛场将肃，钟磬交鸣。韵奏钧天，仿佛神游于帝所；高音梵唱，依稀境类于玄都”。王契真的《上清灵宝大法》也称，“钟之形，上圆而势俯，其声清远，其顶蟠龙，其从金钟，曰阳。磬之形，下圆而势仰，其声重浊，其座虎伏，其从磬，曰阴”。

⑤出静：与“入静”相对，走出“入静”的状态，结束练功。

老炼结丹法

养浩生曰：敢问老炼结丹法？

真人曰：老炼结丹者，恐此丹不老，复反阴也。盖此丹全凭神炁交结，方成圣胎。自数息以至踵息，都是炁上的工夫，至胎息方才在“神”字上着脚。如外丹真铅既死，方来点死真汞也，毕竟铅上工夫多也。“神”字既云才着脚，便不可怠慢。

法宜令学者，于用功时候，存此身化作一圆光[①]，⊙中有一点，乃平日所积之气。亦不必抵腭上，宜不出不入，一意规中，行之久久，真炁自老，自然与炁相合为一。不数月，即能识未来，六通[②]、圆顿肇[③]之兹也。

六通者，谓神境通[④]、心境通[⑤]、天眼通[⑥]、天耳通[⑦]、他心通[⑧]、夙信通[⑨]也。

神境通者，谓能变能化也；心境通者，谓灵慧异常，能识去来也；天眼通者，谓睹大地山河，如同一掌也；天耳通者，谓上天、下地、禽畜等音，皆能聆察也；他心通者，谓平日未晓皆能晓，平日未识皆能识，不拘一切文章技巧也；夙信通者，谓知人前后世事也。

【语译】

养浩生说：请什么是老炼结丹法呢？

真人说：老炼结丹法，是担心此丹不够成熟稳固，避免反转成阴而坏丹。因为此丹全凭神与气交结融合，才形成圣胎。从数息到踵息，都是气方面的功夫，到了胎息的境界才开始在“神”的方面用功夫。好像炼外丹一样，铅炼到位了，才开始加入炼好的汞，毕竟在铅方面用功的时间要多一些。“神”方面的功夫既然说是刚开始，所以决不可以怠慢。

方法是让学修者在练功的时候，默想自己的身体变化成一个圆光，圆光中间有一个点如图⊙一样，圆中间的那一点，就是平时所积累的气。此时也不用舌抵上腭，要不出不入，一心守在圆的中间，这样练习真气自然成熟，自然神和气合二为一。不到数月的时间，就可以预知未来，所谓六神通、圆顿法等的境界都源自于此。

六通，就是神境通、心境通、天眼通、天耳通、他心通、夙信通。

神境通，是可以随心变化的功能；心境通，是智慧非凡，能知过去、未来；天眼通，是看山河大地，如同掌上观纹一般；天耳通，是指天上、地下以及飞禽走兽的声音都能听明白；他心通，是平时不能理解、明白、认识的都可以理解、明白，并且不受文字、语言等技巧的限制；夙信通，是能知道人前生后世的事情。

【注释】

① 圆光：本文指练功时存思或冥想的一种景象。

② 六通：修行到一定境界之后，具有的六种超乎常人的能力。六种神通力：神境通、心境通、天眼通、天耳通、他心通和夙信通。

③ 圆顿肇：圆满顿足之意，即一切圆满无缺。以圆满具足之心，立地可达悟界，即可顿速成佛、入道。

④ 神境通：又作身通、身如意通、神足通。即自由无碍，随心所欲现身之能力。

⑤ 心境通：出现心思明朗、智力大增的超常现象

⑥ 天眼通：能见六道众生生死苦乐之相，及见世间一切种种形色，无有障碍。

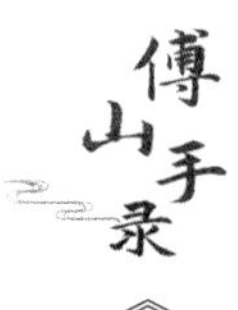

⑦ 天耳通：能闻六道众生苦乐忧喜之语言，及世间种种之音声。

⑧ 他心通：能知六道众生心中所思之事。

⑨ 夙信通：能知自身及六道众生之百千万世宿命及所作之事。

养丹成像法

养浩生曰：敢问养丹成像法？

真人曰：按古之祖师有炼五脏神[①]法。不知五脏之炁皆禀中黄，所谓"土旺四季"[②]，今既于中黄用许多功夫，则中黄灵，五脏皆灵也。

工夫到此，宜令学者，于用功时，内存中央之炁，皎若中秋之月，圆如方旭之日。亦不必抵腭，但不出不入，久久行之，自然涌圆光，目生慧炬，视夜如日。此际但有一分好光景，不可生一欢喜心[③]；一分魔景界[④]，不可生一恐怖见[⑤]；一意向前，不可退悔，自跻圣域，子其勉之。

【语译】

养浩生说：请问什么是养丹成像法呢？

真人说：古代的祖师有炼五脏神的方法。不能不知道五脏的气都来自中黄之地，正所谓"土旺四季"，现在已经在中黄下了很多功夫，中黄灵，则五脏皆灵。

功夫到了这个地步，让学修者在练功的时候，内视中央储存的真气，皎洁如中秋之月，圆明如初升的太阳。也不用舌抵上腭，只要不出不入，练习日久，自然就会涌现圆光，双眼如炬，晚上看东西也和白天一样。这时看到好的景象，不可有一点欢喜心；看到一些不好的景象，不要有一点点恐惧心；要一心一意向前迈进，而不可退缩、懊悔，如此最终自会进入圣境之中，你一定要勤勉努力！

【注释】

① 五脏神：五脏各有神主，即心神、肺神、肝神、肾神、脾神，合称"五脏神"。

② 土旺四季：按五行说，木、水、火、金各据一时，唯土没有单据一时，故在四季中每季专划出十八日属土，全年为七十二天，这些日子称为土

旺。木、水、火、金每季减去十八天，亦约余七十三天，从而将全年圆满地分为五份。农历的三月是“土旺月”，古人认为，五行当中，土是最重要的，土能生万物，地可发千祥。而三月中，谷雨前九日与后九日共十八日为春季土旺之时。也是三月份最重要的几天。

③欢喜心：因观想到享受或如意之镜像，出现不该出现的开心喜悦的无端情绪。

④魔景界：指不好的景象。

⑤恐怖见：恐惧心。

无胎息第七

总　论

养浩生曰：敢问无胎息有何作用？

真人曰：到此地位，不可以作用言也。自此以前，设无作用，则圣胎何以成？自此以后，犹执作用，则圣胎何以灵[①]？所谓无胎息者，不可以胎息言也。既不可以胎息言，则此身乃太虚[②]之身，此炁乃太虚之炁，所谓“圣体”[③]也。此时惟有养大周天火候一着也。盖此丹既能成像，犹恐不灵，故必运此大周天火候以温养之，则其体自灵，而脱凡入圣，肇之此也。设无此着工夫，虽延年千祀，亦是窑头土坯，终有败坏之时，子其留心勉之！

【语译】

养浩生说：请问无胎息有什么作用呢？

真人说：到了这个境界，就不可以用作用来说了。从此以前，如果没有作用，那么圣胎怎么会结成呢？从此之后，还执着于作用，则圣胎如何能够灵呢？所谓无胎息，就是不可以用胎息而言之了。既然不能用胎息而言，则此时的身体就是太虚之身，体内的真气也是太虚之气，已经成为所谓的“圣体”了。这个时候只能用养大周天火候一种功法了。此时体内之丹已经成像，只是担心其不够灵动，所以必须用这种大周天火候来温养它，则圣体自会变灵，进而脱凡入圣，皆始于这里。如果没有这种功法，虽然可以延寿千年，也只会像是窑中未曾烧制过的土坯泥砖，很容易就会败坏，你一定要用心努力！

【注释】

①灵：指具有灵气，精气，也指灵验有效。谢庄《月赋》："日以阳德，月以阴灵。"

②太虚：宇宙，谓空寂玄奥之境。

③圣体：指身心归于自然，合于大道，心无所住，息亦无所住，身体自为圣人之体，庄子《天下篇》中说："不离于宗，谓之天人。不离于精，谓之神人。不离于真，谓之至人。以天为宗，以德为本，以道为门，兆于变化，谓之圣人。"

养大周天火候法

养浩生曰：敢问大周天火候是何法则？

真人曰：大周天火候者，非寻常坐法也。此际全赖伴侣扶持，方无差失。若无伴侣，实难修为。

法宜择幽僻人迹罕到去处，依山临水，相视地形无凶煞[①]者，创造草屋或瓦任意，明窗净几，多栽筠竹[②]，休得栽树，恐雀鸟喧哗。

择柔雅勤诚道侣五六人，选谨厚无伪僮仆四五人。

凡饮食不可用厚味、大咸、大辣之物，饥寒饱暖惟要适中。

静室用工，造如混堂样，开左右窗，厚褥高席。

学者不必抵腭，惟内养胎息。初坐一日，添至日半，又添至二日，以至三日、四日，至于七日方为一周。皆以渐而进，不可躐等。

倘值开静日，伴侣击小铜磬三下，学者耳边轻轻击之，自能醒悟，决不可惊惶叫噭，致令学者真人外逸，为害不浅。此际最要谨慎，不可儿戏，全要同心合志伴侣方能无失。

此坐功一载，自能神通变化，与天地合德[③]、鬼神同体。此成真妙窍备之于兹也，子其勤而行之。

【语译】

养浩生说：请问大周天火候怎么养呢？

真人说：大周天火候，不是一般的静坐功法。这个时候全凭伴侣帮忙，才能保证不会有差错。如果没有伴侣，是很难修成的。

方法是选择幽静且人迹罕至之处，依山傍水，看地形也没有凶煞的，然后按照自己的实际情况建造草屋或者瓦房，要窗明几净，要多栽一些竹子，而不要栽树，以免引得鸟雀喧哗吵闹。

选择柔和、雅静、勤劳、诚实的道侣五六个人，再选择谨慎、忠厚、诚实的家童、仆人四五人。

饮食方面，不要吃油腻厚味、太咸、太辣的食物，饥饱、寒暖都要适中而止。

练功的静室，可以建造成浴室那样，左右开窗，被褥要厚，睡处要洁净舒适。

修学者不用舌抵上腭，只需内养胎息即可。刚开始的时候可以坐一天，慢慢增加到一天半，再增加到二天，以至三天、四天，一直到七天，才是一周。都循序渐进，不可以逾越。

倘若到了出静之日，伴侣可以敲击小铜磬三下，在修学者耳边轻轻敲击，修学者自然会清醒过来，绝对不能惊惶大叫，这样可能会导致修学者，真人外逸，而造成严重的危害。这个阶段一定要小心谨慎，不可当成儿戏，全要靠志同道合的伴侣才能保证万无一失。

这种坐功修习一年，自能神通变化，与天地合德、鬼神同体。这些成真妙窍都备录于此，你一定要勤奋修习。

【注释】

① 凶煞：凶恶的神煞。

② �竹：是禾本科、刚竹属淡竹的栽培品种。

③ 天地合德：身心、德行合于天地之道。易曰："所谓乎'大人'者，与天地合其德，日月合其明，与天地合其德，与日月合其明，与四时合其序，与鬼神合其吉凶。先天下而天弗违，后天而奉天时。"

附女真丹[1]

养浩生曰：设妇女修真[2]，此法亦宜施之乎？

真人曰：此法亦宜。但女真之修，犹有闭经血[3]一法。

盖此法自吾祖谌母元君[4]递传以后，魏元君[5]传黄花姑[6]，黄花姑传麻姑[7]，麻姑传戚姑[8]。

又分一派，吕祖[9]传何仙姑[10]，又授王重阳[11]度孙仙姑[12]，又授张真奴[13]；

又分一派，簑衣沈真人[14]授金莲女[15]。

皆先闭经。盖男精女血，虽属渣滓，然先天之炁尽隐此中，设后天泄则先天亦泄，所以闭此经路也。

养浩生曰：敢问闭经之法[16]？

真人曰：凡女真修炼者，亦先照前数息炼坐，坐得身中炁候通了，方于经期前一日子午时行功。

至半夜子时，披衣盘坐，两手握固[17]抱两胁，候身中升降数次，方用左足跟托住牝户谷道[18]，咬牙、努目、耸肩，着力一提，想赤炁二道自子宫，起尾闾，过三关，上泥丸，下舌根，注两乳。如此行之，直候身热方止。后用白熟绢帕纳入牝户，看比前月多少有无，再依前功运用，以散血气，免致病患。不过百日，自断矣。

亦看前月是某日来，假如初一日来时，待初三日方斩一次，第二月再斩一次，第三月再斩一次，不过三个月即止矣。先月斩尾，二月斩腰，三月斩头，此之谓“斩赤龙”[19]也，子其识之。

【语译】

养浩生说：假如妇女修真，这些方法也适合传授给她们吗？

真人说：这些方法也适合。但是女性修真的方法，另外还有闭经血一种方法。

这种方法是从我们的祖师谌母元君传承下来之后，魏元君又传给了黄花姑，黄花姑又传给了麻姑，麻姑再传给了戚姑。

之后又分出一派，是吕祖传给了何仙姑，又传授给了王重阳，王重阳度了孙仙姑，又教授了张真奴。

又分一派，是簑衣沈真人传授给了金莲女。

方法都是先进行闭经。男精女血，虽然都属于渣滓，但先天之气都隐藏在其中，假如后天精血泄出去则先天之气也随之泄出，所以要关闭这条通道。

养浩生说：请问闭经的方法是什么呢？

真人说：女士修炼，也要先按照前面教授的数息法进行打坐练习，坐到身体中的气通畅之后，才在经期前一天的子时和午时进行练功。

到了半夜子时，披衣盘坐，两手握固抱两胁，等到身体中的真气升降数次之后，才用左脚跟抵住大便与小便的中间，咬住牙齿，睁大眼睛，耸肩，用力上提，同时默想血气从子宫出，从尾闾开始，过尾闾、夹脊、玉枕三关，上达泥丸，再下到舌根，注入两乳。就按照这个方法进行练习，直到身体发热为止。然后用白色的熟绢帕放入阴户内，然后和上个月的月经量比较多少、有无，然后再依照前面的方法进行练功，把血气散开，以免导致病患。大约一百天，则月经就自然断除了。

也要看上个月的月经是哪天来的，假如是初一来的，等到初三的时候才练习闭经法一次，第二个月再练一次，第三个月再练一次，大约三个月就闭经了。第一月在经期快结束的时候练习叫作斩尾，第二个月是在经期的中间练习叫作斩腰，第三个月是在经期开始就练习叫作斩头，这就是所谓“斩赤龙”的口诀，你要明白这些道理和方法。

【注释】

①女真丹：这里指成年女性练习内丹修行的方法。

②修真：道教谓学道修行为修真。

③闭经血：通过修行使月经不再出现，道家名为“斩赤龙”。为全真教北宗清修派内丹修炼的功夫。在清修派女丹修炼中，“赤龙”是女性经血的一种比喻。从生理上看，女性与男性的根本区别之一就在于“女子精由血生”。“赤龙”不断（经血不断），何以生精？何以“炼精化气”？内丹功法何以入门？所以，女丹修炼者的第一关就必须断经血，这就这就叫作“斩赤龙”。

④谌母元君：谌母又称婴姆，是中国民间信奉的女神，姓谌，字婴，三

国时吴人。据《太上灵宝净明宗教录》称，谌母居丹阳郡黄堂，潜修至道，童颜鹤发，时人称为婴姆。遇仙童授以修真之诀大洞真经、豁落七元太上隐玄之道。谌母密修大法，积数十年，人莫知之。许逊、吴猛闻其有道，远诣丹阳请授大法，谌母乃授许君以孝道明王之法，数年后仙去。

⑤魏元君：讳华存，字贤安，祖籍晋代任城，是晋代司徒魏舒之女，师从清虚真人王君，天师道女祭酒，上清派、清微派祖师，常被尊为万灵尊主、南岳总仙上宰高元宸照紫虚元君、上保高元宸照法王清真紫虚元君等，是六朝道教史上举足轻重的女道士，被后世尊为嗣上清第一代祖师。

⑥黄花姑：闭经之法的传承神仙之一。

⑦麻姑：又称寿仙娘娘、虚寂冲应真人，中国民间信仰的女神，属于道教人物。据《神仙传》记载，其为女性，修道于牟州东南姑馀山（今山东烟台市牟平区），中国东汉时应仙人王方平之召降于蔡经家，年十八九，貌美，自谓“已见东海三次变为桑田”。故古时以麻姑喻高寿。又流传有三月三日西王母寿辰，麻姑于绛珠河边以灵芝酿酒祝寿的故事。过去中国民间为女性祝寿多赠麻姑像，取名麻姑献寿。

⑧戚姑：中国的“厕神”，就是司厕女神，掌管天下的厕所。是汉代开国皇帝刘邦的宠妃，戚夫人。

⑨吕祖：是民间传说中“八仙”之一，吕洞玄是武当山祖师，当之无愧的天道、剑道千年第一人。

⑩何仙姑：民间传说中“八仙”之一，据明代吴元泰所撰《八仙出处东游记》，八仙之中，“唯有一女，手捧莲花，出尘绝艳”，是谓仙姑。

⑪王重阳：原名中孚，字允卿，后改名世雄，字德威。入道后，改名喆，字知明，号重阳子。自呼王三（排行第三）或王害疯。咸阳（今陕西咸阳）人，金代道士，道教全真道的创始人。

⑫孙仙姑：孙姓，名富春，法名不二，号清静散人，或称孙仙姑。金朝山东宁海人，著名道教全真道人物，全真七子之一，金代宁海（今山东牟平）人，本是孙忠翊之女，在出家前是马丹阳之妻，生三子。金大定七年，王重阳住其家，以“分梨”为喻点化孙不二与马丹阳。金大定九年（1169），孙不二于金莲堂出家。王重阳授之以天符云篆秘诀。后修道于洛阳凤仙姑洞，六七年丹成，为金庸笔下《射雕英雄传》人物之一。

⑬ 张真奴：闭经之法的传承前辈之一。

⑭ 簑衣沈真人：闭经之法的传承神仙之一。

⑮ 金莲女：闭经之法的传承神仙之一。

⑯ 闭经之法：使月经不再出现的女性修行方法。

⑰ 握固：提固的方法是先将大拇指屈曲，再将其余四个手指头弯曲，简单说就是握拳，把大拇指握在里边。在《云笈七签》中记载："拘魂门，制魄户，名日握固与魂魄安户也，此固精明目，留年还魂法，若能终日握之，邪气百毒不得入。"意思是说，握固之法，就好像把房门关上一样可以静心安魂，固护精气，明目延年；经常进行握固的锻炼，还可以辟邪防毒。可见，握固对于人体三宝"精气神"的固守具有一定的作用。从中医学角度讲，将大拇指扣在手心，指尖位于无名指"第四指"的根部，那里有一根细细的筋，按揉会非常酸痛，这是肝脏的风窍所在，肝主筋，在变动为握。如果注意看婴幼儿的手势，就会发现他们经常是握固的姿势，这是由于小孩子五脏肝心脾肺肾及神魂意魄志尚未发育完全，出于自我保护，往往会本能地紧握拳头以"固魂"。而当人的生命结束的那一瞬间，却是"肝魂尽失，撒手人衰"。握固为道教养生修炼中常用的一种手势，出《老子》"骨弱筋柔而握固"。《寿世青编·十二段动功》："两手当屈，两大指抵食指根，余四指捻定大指，是为两手握固。"

⑱ 牝户谷道：牝户为女性的会阴部，谷道为肛门。

⑲ 斩赤龙：指断月经，是道家女子的修炼方法，以断经留体，达到还精补脑的效果。

附蟠桃酒、苍术、天门冬膏[1]

魂浆①，即蟠桃酒，方已见前。

——服苍术②五斤，捣烂，用布绞汁去楂[2]。择好茯苓③雪白者，为极细末二斤，和前汁如芡实④大丸。

早晚各添三丸，不饥不老。按：此脾胃家有寒湿滞者，服之。硃砂。

——天门冬膏，选白洁净天门冬⑤十斤，先以水浸，去泥，次用温汤泡去皮心，然后用井水五斗，桑柴文武火煮至一斗，取起滤净渣，另贮一器。

又以水二斗，浆渣再煮至五升，去渣，将二次药汁并熬至如饴糖为止，用磁罐[3]封贮，悬井中，三日取起。

每服半酒钟[4]，淡姜汤⑥调下，蜜汤亦可。

此道家服食之一方，专治痰火⑦最验。昔人单服此膏，生三十子，寿百岁。

【校勘】

1.“附蟠桃酒、苍术天门冬膏”为作者补的题目。

2.“楂”，应为“渣”。

3.“磁罐”，应为“瓷罐”。

4.“钟”，应为“盅”。

【语译】

魂浆，就是蟠桃酒，这个方子以前就用过。

——使用五斤的苍术，捣烂，用布包裹起来，用锤物将其先捣碎后，再进行搅拌且绞出其汁液，去掉渣子。选择上好的雪白的茯苓，研磨成极其细的粉末取二斤，和之前绞出的汁液，做成像芡实大丸一样。

每天早晚各吃三丸，就会不饥不老。

——天门冬膏，选取十斤纯白洁净的天门冬，先用水进行浸泡，去泥，再用温水浸泡，去掉表皮和心，然后取五斗的井水，用桑树的枝叶，文火武火交替使用，煮到一斗，过滤掉渣子，贮存到另一个器皿中。

又取二斗的水，将浆渣再煮到五升，去掉渣子，将第二次的药汁熬到像饴糖一样为止，之后用磁罐进行封藏贮存，吊在井中，三日后取起。

每次服食半酒盅，淡姜汤调下，就像蜜汤一样。

此道家服食之一方，治痰火最为灵验。之前有人只服用此膏，生了三十个孩子，寿命长达百岁。

【注释】

① 魂浆：养魂的浆液。

②苍术：中药名，具有燥湿健脾，祛风散寒，明目的功效。

③茯苓：中药名，具有利水渗湿，健脾，宁心安神的功效。

④芡实：中药名，具有益肾固精，补脾止泻，除湿止带的功效。

⑤天门冬：中药名，具有养阴润燥，清肺生津的功效。

⑥姜汤：是一种民间常用的药汤，主要由生姜、大葱、油盐等配合熬成汤饮用。生姜本身属于一种中药，有解表、发汗、温肺、止咳、止呕的功效。

⑦痰火：体内痰浊与火邪互结或痰浊郁久化火的病理表现。

后记

在继《傅山手录〈丹亭真人卢祖师玄谈〉校释》之后，我们协助张老师完成了傅山丹功导引系列丛书的第二部——《傅山手录〈丹亭真人养真秘笈〉校释》。

一年有二十四个节气，每十五天左右就是一个节气，每两个节气就是一个月……大家仔细体会就会发现，在度过每个“节气”的过程中，就好像在“过关”一样，节气前后身体容易出现不适甚至疾病。身体气血充足有助于顺利“过关”、才可言“顺时养生”。体内的关节也是气血流通的重要“节点”，做到节节贯穿，可谓是一种气血饱满、一气周流之象，是我们练习导引的目标。大家可以在傅山丹功导引系列丛书中，看到“节节贯穿”；从傅山丹功导引系列丛书再看到《傅青主女科》《傅青主男科》等医学丛书时，感受到“节节贯穿”；在此部《傅山手录〈丹亭真人养真秘笈〉校释》中将会更加明显地体会到“节节贯穿”。

如果我们把傅山手录《丹亭真人卢祖师玄谈》看作是一本用丹功导引进行组方用药的临床学科，傅山手录《丹亭真人养真秘笈》就是一本教授我们用丹功导引做“药”的专著。医生给病人看病，自己的身体好是前提，这本书也可以看作是一本自我修习、健康的宝典。其次中医给病人看病一定要调“气”的，而身体与“气”关于最大的脏腑是“肺”，因为肺主呼吸，这本书恰恰是对“呼吸”系统练习的一本专著。也就是说，是中医最容易认识、感受“气”的一本书。如在“调息”练习中，有这样一段话，需要重复练习“先吸后呼。吸则自肾升之而上，至中宫而止；呼则自心降之而下，至中宫而止”……我们再看到《傅青主女科》种子篇中“……盖胞胎居于心肾之间，上系于心而下系于肾。胞胎之寒凉，乃心肾二火之衰微也。故治胞胎者，必须补心肾二火而后可。方用温胞饮：白术（一两，土炒），巴戟（一两，盐水浸），人参（二钱），杜仲（三钱，炒黑），菟丝子（三钱，酒浸炒），山药（三钱，炒），芡实（三钱，炒），肉桂（三钱，去粗，研），附子（三分，制），补骨脂（二钱，盐水炒）。水煎服，一月而胞胎热。此方之妙，补心而即补肾，温肾而即温心。心肾之气旺，则心肾之火自生。心肾之火生，则胞胎之寒自散……”就会有更深的感受。甚至再品尝到傅山先生为其母亲熬制的“头脑”时（现在已经成为太原的一道名吃，并被国家授予“中医药膳八珍汤”的非遗称号），就会体会到其内在的真正含义。而非“以经解经”，套用书本上的“知识”。

感恩张老师给我们一起整理傅山丹功导引书籍的机会，同时也给我们研习的此功法的机会。在此整理及研习的过程中，我们编写小组都有长足的进步。这种师承地方式，也为我们传承中医药提供了非常好的模式。在此师承的过程中，不仅学到了知识、练到了功夫，更是手把手地教授我们拜师带徒的具体方式方法。

中国中医科学院科技创新工程项目（CI2021A00205）、中国民族医药学会图书出版规划项目为本书提供了立项支持，在此深表感谢。也感恩为此书辛勤付出的师兄弟姐妹！感恩为此书默默付出的所有人！

我们一定不辜负大家的期望，不忘初心、砥砺前行！这本书仅是傅山丹功导引的“第二棒”，我们还会继续加油！希望本书的出版，能对傅山医学体系的完善继续贡献、能够助力医体融合、医养结合、医道结合，能够对中医药学的发展增添些启示……

李利民　代金刚
2023 年 7 月 20 日

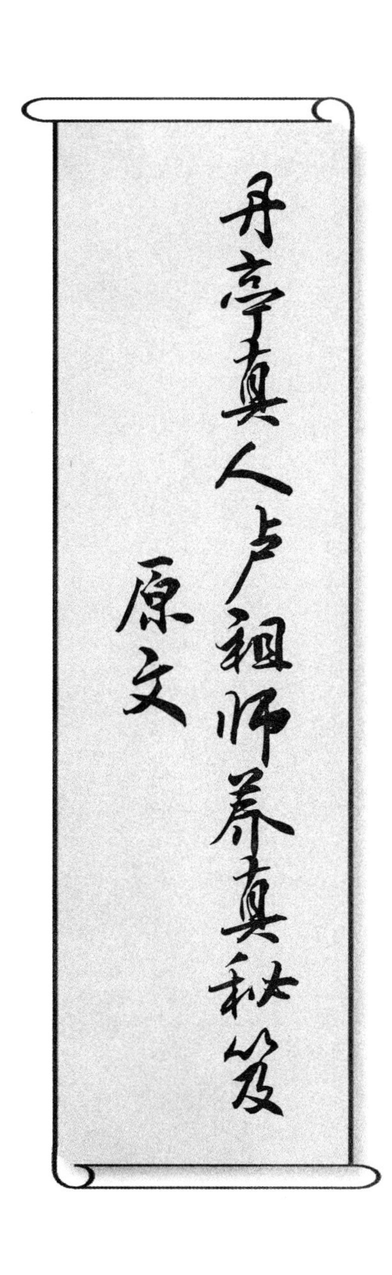
丹亭真人卢祖师养真秘笈
原文

盧丹亭真人養真
秘笈

遺老傅青主錄 無錫張子遊繪圖

壬申夏六月六日許明農謹書

自西漢以迄茲今上下數千載或散佈於人家或祕藏於天府或晦迹於遐方或殘缺於異代第恨不得窮搜而遍讀之以觀古人之用心耳筠厂搜茲書數篇分類此為首

篇附有圖説確為明季佳抄本焉

丙寅十月念又三日 禮亭記

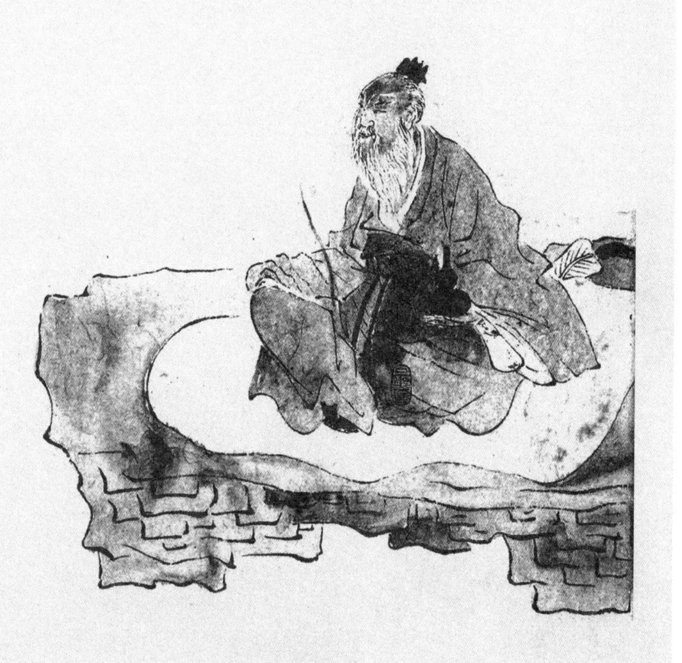

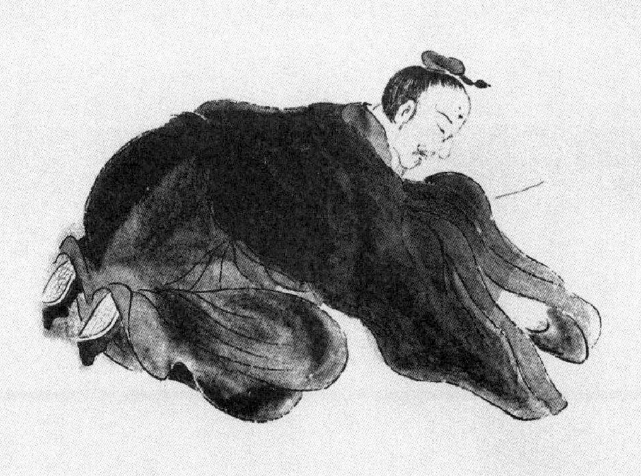

丹亭真人傳道圖

後學張遠

丹亭真人盧祖師養真秘笈

太原傅山青主錄

總論

養浩生曰：延年妙法，弟子既得聞教矣。嘗聞上古真師云：㕣汞不結，雖延年千禩，終屬塚頭土坯。未知何者為㕣，何者為汞，又有何方㕣汞方能得結，哀叩真師不厭瑣瑣，再將至大法細相垂示則

頑鐵成金凡鳥成鳳端賴之於茲矣
真人曰此際功大非同小術乃脫假成真
無極大道也故得此道者非旁門可入
非雜類可成惟此一神一炁而已蓋炁
即㕯也神即汞也欲死此汞先死此㕯
㕯死則汞死㕯汞皆死則煉作一團方
臻玅境譬之外丹然初須采得㕯中一
點真炁日養月煉㕯炁既足汞見立乾

今須與子剖破藩籬人自肇形以来本是一點真炁而炁之妙用不窮變化不測處即神也知生此形者是炁則化此形者炁也軀畏此炁死真修惡此炁生炁死則有形者不能運轉炁生則無形者不能運化所以必先死此炁此炁既死則炁之妙用不窮變化不測者亦因之而死也神炁死作一團則此身一太

虚也此身既太虚則四大皆我形六虚皆我體所以聖人曰與天地參也成真所以然之妙畢之期矣

養浩生曰成真之道功在於炁固矣然下手處端在何處

真人曰此炁所以難得死者以有呼吸之炁洩之也下手處必須數此呼吸之數既知數息便要調息既知調息便要閑

息既知閑息便要住息以至踵胎息胎息方求入無胎息的境地以躋聖域養浩生曰敢求諸息功夫有何分别

真人曰安得無别數息者數此出入息不過鼻頭上功夫也調息者調此氣息以出入於藏息之處也工漸加於内也閑息雖亦内觀妙諦然無不持守之迹住息則覺有安之意焉踵息則不止安閑

其中若有物焉其旹若有精焉故曰真人之息以踵者此也胎息則息若成胎不出不入神與炁住矣必至無胎息則不知有炁安知有神渾然中處而神通變化肇於此矣

數息第一

總論

養浩生曰敢問数息之時有何作用

真人曰此處要知周天息数卦爻方辯呼吸之理更宜知呼吸中有點真炁呼吸之處外郛内臟一一詳明方爲真之下手

周天數息卦爻法

養浩生曰敢問數息之方

真人曰謹按上古真師周天数息每月除乾坤爲鼎器坎離爲藥物外六十卦每

日二卦子後一卦午後一卦每陽爻三十六息陰爻二十四息依爻數息不可一毫踰越則此氣不致猖獗每數一爻畢則内想此氣自尾閭夾脊上升玉枕泥丸入口化爲井津嚥下重樓送入中宫罯抑一二息再數二爻餘爻皆同今将逐日卦爻息數開後

子後

初一復	姤三十六息	初二頤	大過二十四息	初三屯	鼎三十六息	初四益	恒二十四息
二十四息	三十六息	三十六息	三十六息	二十四息	二十四息	三十六息	二十四息
二十四息	三十六息	二十四息	三十六息	三十[illegible]息	三十六息	三十六息	三十六息
二十四息	三十六息	二十四息	三十六息	二十四息	三十六息	二十四息	三十六息
二十四息	三十六息	二十四息	三十六息	二十四息	三十六息	二十四十	三十六息
二十四息	二十四息	二十四息	二十四息	二十四息	二十四息	二十四息	二十四息
三十六息		三十六息		三十六息		三十六息	

初五	震	二十四息	二十四息	三十六息	二十四息	二十四息	三十六息
巽三十六息		三十六息	二十四息	三十六息	三十六息	二十四息	
初六	噬嗑	三十六息	二十四息	三十六息	二十四息	二十四息	三十六息
井二十四息		三十六息	二十四息	三十六息	三十六息	二十四息	
初七	隨	二十四息	三十六息	三十六息	二十四息	二十四息	三十六息
蠱三十六息		二十四息	二十四息	三十六息	三十六息	二十四息	
初八	无妄	三十六息	三十六息	三十六息	二十四息	二十四息	三十六息
升二十四息		二十四息	二十四息	三十六息	三十六息	二十四息	

初九 明夷	訟 三十六息	初十 賁	困 二十四息	十一 既濟	未濟 三十六息	十二 家人	解 二十四息
二十四息	三十六息	三十六息	三十六息	二十四息	二十四息	三十六息	二十四息
二十四息	三十六息	二十四息	三十六息	三十六息	三十六息	三十六息	三十六息
二十四息	二十四息	二十四息	二十四息	二十四息	二十四息	二十四息	二十四息
三十六息	三十六息	三十六息	三十六息	三十六息	三十六息	三十六息	三十六息
二十四息	二十四息	二十四息	二十四息	二十四息	二十四息	二十四息	二十四息
三十六息		三十六息		三十六息		三十六息	

十三豐
渙 三十六息
十四華
蒙 三十六息
十五同人
師 二十四息
十六臨
遯 三十六息

二十四息 三十六息 二十四息 二十四息 三十六息 二十四息 二十四息 三十六息

二十四息 二十四息 三十六息 二十四息 三十六息 二十四息 二十四息 三十六息

三十六息 二十四息 三十六息 二十四息 三十六息 二十四息 二十四息 三十六息

三十六息 三十六息 三十六息 三十六息 三十六息 三十六息 二十四息 二十四息

二十四息 二十四息 二十四息 二十四息 二十四息 二十四息 三十六息 二十四息

三十六息 三十六息 三十六息 三十六息

十七 損
三十六息
二十四息
二十四息
二十四息
三十六息
三十六息

咸 二十四息
三十六息
三十六息
三十六息
二十四息
二十四息

十八 節
二十四息
三十六息
二十四息
二十四息
三十六息
三十六息

旅 三十六息
二十四息
三十六息
三十六息
二十四息
二十四息

十九 中孚
三十六息
三十六息
二十四息
二十四息
三十六息
三十六息

小過 二十四息
二十四息
三十六息
三十六息
二十四息
二十四息

二十 歸妹
二十四息
二十四息
三十六息
二十四息
三十六息
三十六息

漸 三十六息
三十六息
二十四息
三十六息
二十四息
二十四息

廿一 睽
蹇 二十四息
廿二 兑
艮 三十六息
廿二 履
謙 二十四息
廿四 泰
否 三十六息

三十六息 三十六息 二十四息 二十四息 三十六息 二十四息 二十四息 三十六息

二十四息 二十四息 三十六息 二十四息 三十六息 二十四息 二十四息 三十六息

三十六息 三十六息 三十六息 三十六息 三十六息 三十六息 二十四息 二十四息

二十四息 二十四息 二十四息 二十四息 二十四息 二十四息 三十六息 二十四息

三十六息 二十四息 三十六息 二十四息 三十六息 二十四息 三十六息 二十四息

三十六息 三十六息 三十六息 三十六息

廿五大畜 三十六息 二十四息 二十四息 三十六息 三十六息 三十六息
萃 二十四息 三十六息 三十六息 二十四息 二十四息 二十四息
廿六需 二十四息 三十六息 二十四息 三十六息 三十六息 三十六息
晉 三十六息 二十四息 三十六息 二十四息 二十四息 二十四息
廿七小畜 三十六息 三十六息 二十四息 三十六息 三十六息 三十六息
豫 二十四息 二十四息 三十六息 二十四息 二十四息 二十四息
廿八大壯 二十四息 二十四息 三十六息 三十六息 三十六息 三十六息
觀 三十六息 三十六息 二十四息 二十四息 二十四息 二十四息

卅九大有 三十六息 二十四息 三十六息 三十六息 三十六息 三十六息

比 二十四息 三十六息 二十四息 二十四息 二十四息 二十四息

三十夬 二十四息 三十六息 三十六息 三十六息 三十六息 三十六息

剝 三十六息 二十四息 二十四息 二十四息 二十四息 二十四息

右六十卦共三十日倘遇月小之日則以夬繼初一辰巳午未四時餘八時行本日卦剝卦繼十五辰巳午未四時餘八時行本日卦

養浩生曰如此數息多少日程

真人曰無甚日程直要此呼吸之氣出入不爽進退不急大約亦須一月方爲絶妙呼吸論

養浩生曰此呼吸之炁果有何玅而顧數之

真人曰夫呼吸者一出一入之息也即一升一降之氣也在外爲出入在内爲升

降一吸爲進爲升一呼爲出爲降人自漏初下至漏終共一萬三千五百息一呼脉行三寸一吸脉行三寸一日氣脉共行一百八十丈所以醫家察人寒熱亦以息數多寡辨之故調此呼吸則六腑可以宣通百脉可以順氣雖是後天然先天之真炁亦在於兹而寄之焉黃庭經云吸廬外出入丹田此外呼吸也

古師云真就真人呼吸處姹女往來飛此內呼吸也蓋外呼吸爲入道之基內呼吸爲修道之本外呼吸不可廢之於初內呼吸不可缺之於後故無此外呼吸則升不能升降不能降既無升降則無運用從何下手故呼吸之際爲入道者第一關也子其辨之

真炁辨

養浩生曰呼吸既屬後天則先天之真炁豈又有一種乎

真人曰然呼吸雖屬修行第一関使修行者止於鼻頭作功夫則又拙也要知未有此身之先而我之身且無所着何況呼吸此無所着處正是真我○人要究此真我寄於何所來自何方不過杳冥一炁而已此杳冥一炁即道之精也故曰

至道之精杳杳冥冥夫杳冥之炁方是
真炁無此真炁雖能運動止是凡軀不
名聖體子其辨之
所以呼吸之處論
養浩生曰此呼吸雖出入於鼻然所以
呼吸之處端在何處
真人曰所以呼吸之處中宫也此處原法
象天地天之至極處抵地之至極處共

八萬四千里而人物之生育則八萬四千里之一萬二千里焉人身之形體亦復如是心若天也腎若地也自心之至極處以至腎之至極處共八寸四分而神炁之盤結則在八寸四分中之一寸二分焉此個去處在心之下腎之上肝之右肺之左中有一竅其色甚黄外分八竅故吾

旋陽老祖曰中黄八柱是也前後二竅以象乾坤上者自心以通泥丸下者自腎以徹湧泉旁六竅以象坎離震兑巽艮通於六腑一身之炁皆萃於此如水之朝東焉人之積炁必積於此蓋炁於此積胎於此結真長胎住息之真去處也

外郛論

養浩生曰何謂外郛

真人曰外郛者人之亢軀也此身支節雖多原係一道血脉包絡節節相通脉之根蒂雖内通臟腑要知脉之經由處方爲知悉脉之全乃可以稱道不然徒肓生耳於坐時自大指次指端上陽谿兩筋至督大椎行頸入齒縫夾口吻交人中夾鼻孔諸跳動乃中宫悉由大腸肺經而出於坐時自鼻兩旁上左右交額

繞唇交承漿過督下膝入足中指諸脉跳動者乃中宮炁由胃經而出於坐時自足大指上股入腹至中下脘歷胸挾咽連舌諸脉跳動乃中宮炁由脾經而出於坐時自小指端出脘與踝出肘循肩會督大椎分左右下腋過上脘中脘循頸至目角入耳諸脉跳動者乃中宮炁由小腸而出於坐時起於目內眥過

督分左右一支由玉枕下頂抵大椎而下一支由腰貫臀背至足小指諸脉跳動者乃中宫炁由膀胱而出於坐時自足小指下湧泉至督注盲俞下任復上喉又復下繞心諸脉跳動乃中宫炁由腎經而出於坐時自胸下膈出脇降腋循臂入掌中復循小指次指諸脉跳動乃中宫炁由心包絡而出於坐時自小

指出次指循臂外貫肘上肩交膻中繞下膈挾耳過督大椎諸脉跳動乃中宮炁由三焦而出於坐時自目外眥抵頭循髮際外折下耳後循頸出督大椎以至膝抵足小指諸脉跳動乃中宮炁由膽經而出於坐時自足大指循足跗貫膝遶陰器會任循喉連目系下頰交唇諸脉跳動乃中宮炁由肝經而出此際

皆由中宮炁滿傳達各經各經氣足流通各脉一脉流動則是本經氣足倘於坐時有不跳動之脉必其本經氣不足也子其識之

内臟郛解

養浩生曰敢問何謂内郛

真人曰夫内臟郛者葢以五臟爲中早之郛也人身臟腑内景各有區别叅稽古

論述此詳解凡人咽喉二竅同出一脘異途施化喉在前主出納咽在後主吞嚥喉系堅空連接肺本為氣息之路呼吸出入下通心肝之竅以激諸脉之行氣之巨海咽系柔空下接胃本為飲食同路水食同下並歸胃中乃水穀之海也二道并行各不相犯蓋飲食必歷氣口而下氣口有形謂之會厭凡飲食當

嚥會厭即垂厥口乃閉故水穀下嚥了不相犯語言呼吸則會厭開張當食言語則水穀乘氣送下喉脘遂刺而咳也喉之下有肺兩葉白瑩謂之華蓋以覆諸臟虛如蜂窠下無透竅故吸之則滿呼之則虛一呼一吸消息自然無有窮已乃清濁之交運人身之橐籥也肺之下有心心有系絡上屬於肺肺受清氣

下乃灌注外有包絡裹赤黃脂其象尖長圓扁其色黑赤黃青其中竅數多寡各異上通於舌旁有系一脉下連於腎而注氣焉心之下有膈膜與脊脇周迴相著遮蔽濁氣使不得上薰心肺所謂膻中也膈膜之下有肝肝有獨葉者有二三葉者其系上絡心肺爲血之海上通於目下亦無竅肝短葉下有膽膽有

汁藏而不瀉此喉之一竅施厥運化流行薰蒸以成脉絡者如此咽至胃長一尺六寸通謂之咽門咽下有膈膜膈之下有胃盛飲食而腐熟之則左有脾與胃同膜而附其上其色如馬肝赤紫其形如刀鐮聞聲則動動則磨胃食乃消化胃之下右有小腸後附脊膂左還迴周疊積其注於迴腸者外附臍上共十

六曲右有大腸即廻腸當腸左環廻週疊積而下亦盤十六曲廣腸附脊以受廻腸左環疊積下辟乃出滓穢之路廣腸左側有膀胱乃津液之府五味入胃其津液上升化爲血脈以成骨髓精液之餘溜下下部得氣之氣施化小腸滲入膀胱而溲便注洩矣凡胃中腐熟水穀其精氣自胃之上口曰賁門傳於肺

肺播於諸脉其滓穢自胃之下口曰幽門傳於小腸至小腸下口曰闌門泌别其汁清者滲出小腸以入膀胱滓穢之濁則轉入太腸膀胱赤白瑩浄外無所入之竅全假氣化施行氣不能化則閉隔不通而爲病矣三焦有名無形主持諸炁以象三才故呼吸升降水穀往來皆頼此通達上焦出於胃上口并咽以

貫膈而布胸中走腋循大降之分而行
傳胃中穀味之精炁於肺播於諸脉中
焦在胃中脘不上不下主腐熟水穀泌
糟粕蒸津液化其精微上注於肺脉乃
化而爲血以潤身體生育之機莫貴於
此故獨得於經遂命曰營氣下焦如瀆
其炁起於胃下脘别附廻腸注於膀胱
主出而不納此脾胃大腸小腸三焦乃

咽之一竅資生血氣轉化糟粕而出入如此腎有二乃精所舍也生於脊膂第十四椎下兩旁各一分五分形似豇豆相併而曲附於脊外有黄脂包裹内白外黑各有帶二條上條係於心下條過屏翳穴從趨脊骨下有大骨在脊骨之端如半手許中有兩穴是腎帶經過上行夾脊至腦中是爲髓海五臟之真惟

腎為根腎上下有竅穀味之液化而為精人乃久生腎虛精絶其生乃滅凡人人腎虛水不足也往往見人補以燥藥以火煉水其精愈爍攝生者觀於腎之神裡則嚥津納液正所以滋培腎蒂也夭壽之消息不端係之于腎乎此諸臟郛竅穴如此知此竅則知世人身軀莫非真炁之布濩故流通則命固滯塞則

疾生况内结夫胎息神与炁併者乎

附臓郛圖於後

正人臓圖一

伏人臓圖一

正人臟圖

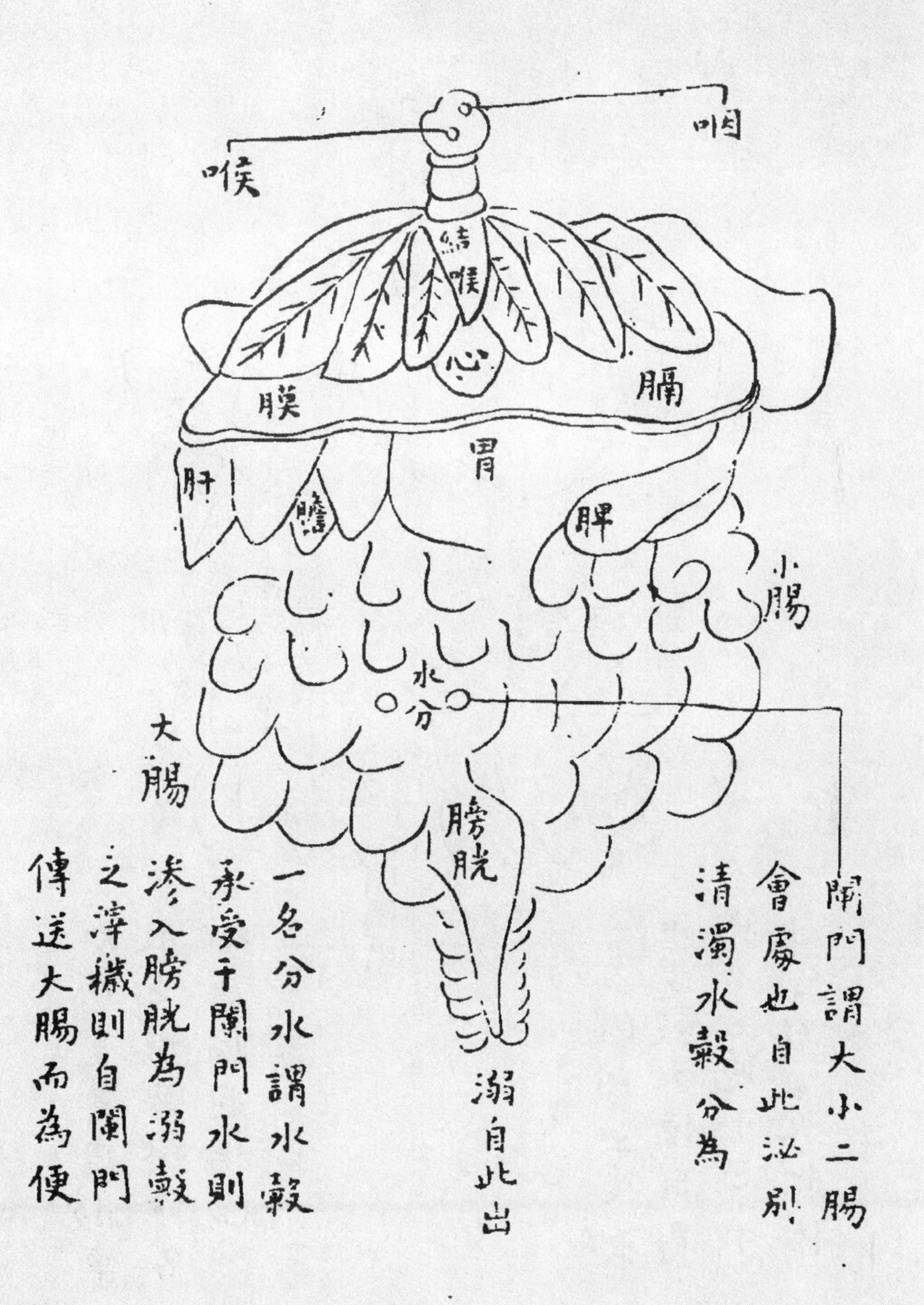

咽
喉
結喉
心
膜
膈
胃
肝
膽
脾
小腸
水分
大腸
膀胱
溺自此出
闌門謂大小二腸
會處也自此泌别
清濁水穀分為
一名分水謂水穀
承受于闌門水則
滲入膀胱為溺穀
之滓穢則自闌門
傳送大腸而為便

伏人臟圖

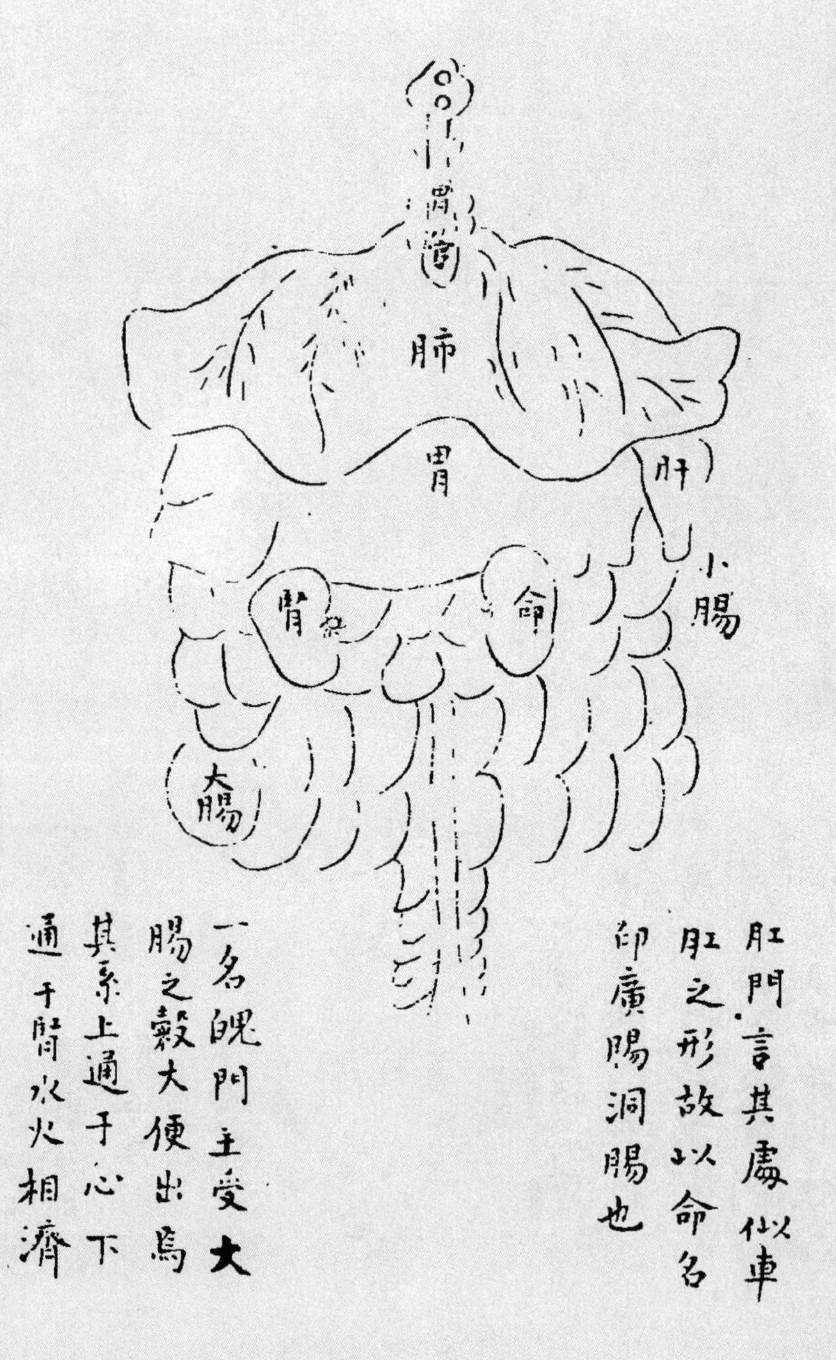
胃管
肺
胃
肝
小腸
腎
系
命
大腸
肛門言其處似車
肛之形故以命名
即廣腸洞腸也
一名魄門主受大
腸之穀大便出焉
其系上通于心下
通于腎水火相濟

調息第二

總論

養浩生曰：敢問調息之時有何作用？真人曰：當調息時，念最懼亂，故有止念法；神最懼昏，故有卻昏法焉。最惡急，故有緩氣法。經路惡不明，所以又有辨咽喉法，以明經路。知此數法，則調息之功思過半矣。

調息法

養浩生曰：敢問調息之方。

真人曰：調息與數息不同。數息者，數此息也；調息者，調剛而使之柔，調猛而使之緩，調急而使之徐，皆涉於有爲也。其法一依前卦爻調之。凡調一爻畢，即抑息十數，想此氣自尾閭夾脊上升泥丸，入口嚥下，送入中宮。如調復卦一爻陽息先吸後呼吸則自腎升之而上至中宮而止呼則自心降之而下至中宮而止一呼一吸一上一下皆自心而下自腎而上謂之小周天法三十六息畢即抑息十数抑息者謂口鼻之間無出入也當抑息時默想此氣自尾閭夾脊上升泥丸送入中宮

如調復卦二爻陰息先吸後呼吸則自

腎升之而上亦至中宫而止呼則自心降之而下亦至中宫而止一呼一吸一上一下皆自心而下自腎而上謂二十四息畢即抑息十二數當抑息時默想此炁自尾閭夾脊上升泥丸嚥下送入中宫

如調復卦三爻陰息亦先吸後呼吸則自腎升之而上呼則自心降之而下亦

皆至中宮而止一呼一吸一上一下皆自心而下自腎而上調二十四息畢即抑息十二數當抑息時默想此炁自尾閭夾脊上升泥丸𡁠下送入中宮如調復卦四爻陰息亦先吸後呼吸則自胃升之而上至中宮而止呼則自中宮降之而下至中宮而止一呼一吸一上一下皆自心而下自腎而上調二十

四息即抑息十四數當抑息時默想此
炁自尾閭夾脊上升泥丸嚥下送入中
宮
如調復卦五爻陰息亦先吸後呼吸則
自臂升之而上呼則自心降之而下皆
至中宮而止一呼一吸一上一下調二
十四息畢即抑息十六數當抑息時皆
默想炁自尾閭夾脊而上升泥丸嚥下

降入於中宮餘卦皆做此俱增息數

止念法

養浩生曰：敢問止念之法

真人曰：夫念不止者，首起於不能忘物，次起於不能忘己。未作功時，即當捐除一切。今日捐一分，明日捐二分，日復一日，自然此念不致外馳。再於坐時念頭紛亂，即覺心照之。如恐覺心亦是亂心，便當用大虛觀法藏炁穴閉息想此身與虛空一般大包羅天地一切世界皆藏於吾中宮不可着一物雜念自然消散如此四五次自然行正景功夫而無雜想此正念第一義也

卻昏法

養浩生曰敢問却昏之方

真人曰昏倦皆由神不清神清則昏自却

倦自忘設當坐時神忽昏倦便當住功離蒲團立身行熊經鳥舉諸動功或於坐時限定規程今日一香明日香半後一香半漸漸加功自然忘倦大抵食多亦多能致昏蓋臟腑之內飲食充實則真炁不能運轉炁停則神滯倘葷酒過多亦能致昏不可不知也

氣急使緩法

養浩生曰敢問緩氣之方

真人曰氣本柔緩多由其人平日行路迅速或氣質鹵莽飲食甚多以致呼吸失調出多入少故坐時多有調息不準者倘有此弊即宜令其靜坐半月於調息時作意入多出少於行步時每二三步一息久久行之自然安詳此際尤宜減飲食蓋食多則氣促也

辨咽喉明徑路法

養浩生曰：敢問辨咽喉法。

真人曰：按人咽喉二竅，同出一脘，異途施化。喉在前，主出納；咽在後，主吞嚥。喉系堅空，連肺本，爲炁息之路，呼吸出入，下通心肝之竅，以激諸脉之行，氣之巨海也。咽系柔空，下接胃本，爲飲食之路，水食同下，並歸於胃，乃水穀之海也。二道雖並行不犯然咽通於胃所納皆有形有質之物夫物屬有形則終有盡喉通心肺滚入臂皆無形無質之物夫無形者炁則灌不窮凡學者於嚥氣時液宜想此氣從喉而下十二重樓歷肺至中黄此要訣也倘不知此則傳送不清從咽而下致令真炁雜於便溺雖有聖功兀坐千禩而真炁不結聖胎難就子其

辨之

閉息第三

總論

養浩生曰敢問閉息之時有何功用

真人曰閉息者謂閉此息之出入之路也夫閉此息之出入路蓋欲歸此息之凝結根也故此息有根方有此息此息既閉息息歸根此修行入門法也無此法

門則息不能住設執此法則不能靈故必先閉息當閉息時設不知樞紐則止能歸根不能上達樞紐者舌也故又有抵腭法既上達多不知增炁則真炁不長炁既長矣倘中雜火必上逆作膈故有化浮火法此火不上逆則下行故浮火雖化則火亦能不洩故有化民火法上下之火雖不行矣强壅此中久必作

毒以透出四肢故有化邪火法三火俱滅獨存真炁薰蒸四肢清明在躬精華外溢當此之時亦移形貌之小驗者也

閉息法

養浩生曰敢問閉息之方

真人曰閉息與抑息少異閉息則能二三百息抑息不過二三十息耳一依前卦爻調之凡調一爻畢即閉息謹緘口鼻

以心默約息數以記多寡不可太猛設
能至百息便於七八十息即神引此炁
自尾閭夾脊上升泥九入口嚥下送入
中宮
如閑復卦一爻陽息便以目光下垂中
早一寸三分去處用心默數從一至十
從十至百從一百至二百如能至五千
便於四十息時即目光下透尾閭歷夾

脊玉枕升泥九入口嚥下以目送舊處
如閉復卦二爻陰息仍以目光下垂中
早一寸三分去處用心默數從一至十
息處即移目光下透尾閭歷夾脊玉枕
泥九入口嚥下以目送舊處
如閉復卦三爻陰息仍以目光下垂中
早一寸三分去處用心默數從一至十
從十至百至二百如能至一百五十息

便於一百三十息處即移目光下透尾
閭歷夾脊玉枕升泥丸入口嚥下以目
送歸舊處
如閉復卦四爻陰息仍以目光下垂中
旱一寸三分去處用心默數從一至十
從十至百從一百至二百如能至二百
息於一百八十息時即移目光下透尾
閭歷夾脊玉枕上升泥丸入口嚥下以

目送歸舊處

如閉復卦五爻陰息仍以目光垂下中孚一寸三分去處用心默數從一至十從十至百從一百至二百如能二百五十息便於二百三十息即移目光下透尾閭歷夾脊升泥丸入口嚥下以目送歸舊處

如閉復卦六爻陰息仍以目光下垂中

早一寸三分去處用心默數從一至十從十至百從一百至二百如能至三百息便於二百六十息即移目光下透尾閭歷夾脊升上泥丸入口嚥下以目送歸舊處餘卦依此而行

養浩生曰其中皆用作爲涉存此想何也

真人曰作爲存想初入門者斷不可無設

無存想是兀然枯坐與頑禪無二且此存想作爲之法真然到得胎息地位方可言無此故曰過河雖用筏到岸不須舟也

用舌抵腭法

養浩生曰所謂樞紐在舌者何也

真人曰按人之舌爲内脉之樞紐知此樞紐則内脉俱開真氣方能上升葢舌者

心之苗也其脉下通於心蓋心有二系一系上與肺通一系入肺兩大葉由肺而下曲折向後併連於脊其餘細絡貫脊髓而與腎通則舌又爲二系之總紐也明矣故於坐時令此舌上抵則心肺二竅俱噏然開張肺爲藏炁之腑肺竅既開則炁自下降以通於腎腎又藏精之舍也精炁原屬有情一見自能合體

況舌既抵其正脉可已開心肺腎三者之竅其連餘絡通於脊者亦可通尾閭夾脊諸竅所以亦用意引則真炁如水之朝東俱心源源而上升也舌初抵時其下有筋必微有痛意已漸上抵方爲妙諦自此以下抵腭法皆不可少也宜志之

增息法

養浩生曰敢問增息之方
真人曰增息之法不過文火武火馴致之
如誘小兒步然初能數步後至百十竟
且騰躍矣此非一朝一夕所就皆漸積
漸累之功如本分所得之息自然而然
謂之文火設文火到得百息欲增至百
一二十息者便將舌極力抵腭緊閉口
齒奮鼓精神如閑前百息覺有餘閒即

依舊安閒增至百一二十息此增息法也宜類推之也此法自閉息以至胎息他不得不然則真息不能長進也此成始成終之要訣也

化浮火使真氣不上逆法

養浩生曰敢問化浮火法

真人曰浮火乃人平日上逆之餘氣未行功則謂之氣既行功則謂之火緣人素

常思慮過多憤怒踰節致使此氣上冲凡人頭眩目昏以至癭瘤耳閉膈噎吐血皆此氣之所爲也凡行功時覺胸前微有隔塞意即便往功神運此氣從喉而降隨嚥氣以佐之直降至臍如此行數十次自然浮火下降注入中宫隨真氣俱化而爲一如小人之順君子自然化邪入正行之久久覺胷臆之間空空

洞洞是無浮火之驗也

化民火使真氣不下行法

養浩生曰敢問化民火法

真人曰民火者乃臟腑惡濁之氣以其質濁故易於趨下而湊氣即屁往往真炁從茲而洩凡人墜疝痔癖皆此火之根醞釀使然也凡行一竟自宜提氣百數此氣上入中早化為真氣久久行之自

無前患廉積炁之時無所滲漏不致下行而中黄之位方日積日煖可計程期

化邪火使真氣不作毒法

養浩生曰敢問化邪火法

真人曰邪火者乃胎元邪淫之火藏於臟腑不用功時及無所犯時隱而不發至真炁一鼓則周身炁脉爲之運動或透於皮膚或息於肢節悮遭其對皆能化

爲毒凢行功宜戒遠行蓋行動之時肢體運動如兩木相盪多能生火次於用功完時便想此氣不止存於中早身外皆有盡從十萬八千毛孔中而入歸於中宮歸畢便將四大盡無所有此皆閑息行之候氣稍息仍調息又行如此十數次久久行之一切邪火皆消化烏有矣

薰蒸四肢法

養浩生曰敢問薰蒸之法

真人曰薰蒸法法者凡一切功完時沐浴法也此法蓋恐行功炁有不到之處故令煉士於功一完時閉息不必舌抵腭想此身不見四肢惟有真炁充周盎溢無所不有則中宮所積之炁必旁透四肢浸潤百骸古語所謂無所到無所不

到也此功徹始徹終此不可少直至胎息方可棄他

住息第四

總論

養浩生曰：敢問住息有何作用？

真人曰：住息者，謂此息已住也。此息已住，則此胎將長也。住息之時，於中黄時儼若有物，常如火煖，不甚作饑，此住息之真光景也息既住矣則關竅自開但虛所禀氣弱於諸關竅不能竟過故有諸開關竅法諸關既開猶虛四肢百竅不相連絡故有四肢引氣法關竅脉絡俱相連通則此炁真宜收拾盡入本原以息息歸根故有留氣法氣既留矣倘陰陽來雜則胎炁不純故有進神火消陰法但此陽氣賴陰而住陰既消鎔恐陽

不獨存故有護陽不散法至於便溺皆減則又封之固一助耳

住息法

養浩生曰：敢問住息之法

真人曰：住息與閉息不同，蓋閉息者僅僅能閉之而已，住息則此息知有住處，不甚費氣力，已能千息也。到此地位，開闔期近，宜於住息一將完時，不使炁急便

神馭此炁下尾閭關往来十度方上夾脊泥丸放下舌來漱口中津作液嚥下送下中宫

住息二周將完時不使炁急便神馭此炁下尾閭関往來二十度上夾脊泥丸放下舌来漱口中津作液嚥下送入中宫

住息三周將完時不使炁急便神馭此

炁下尾閭関往来三十度上夾脊泥丸
放下舌來漱口中津作液嚥下送入中
宫
住息四周将完時不使炁急便神馭此
炁下尾閭関往來四十度上夾脊泥丸
放下舌来漱口中津作液嚥下送入中
宫
住息五周将完時不使炁急便神馭此

炁下尾閭関往来五十度上夾脊泥丸
放下舌来漱口中津作液下送入中宫
住息六周将完時不使炁急便神馭此
炁下尾閭関往来六十度上夾脊泥丸
放下舌來漱口中津作液嚥下送入中
宫凡行功或一次行二十周便留六周
以行此法以臻開関境地
開任督諸関法

養浩生曰：敢問開關諸法。

真人曰：語云：積炁開關。蓋真炁內積，自然關竅日開。蓋開關者，通吾身之橐籥也；通吾身之橐籥者，所以招攝大藥也。人生以中黃為炁海，以脊後諸關為黃河，自夾脊以至中黃，猶自黃河以入大海也。所謂逆挽黃河者，此也。炁厚則關竅不開，此無所慮，慮者或於將開未開之

際生意外之變故古之真師一一皆有補救設無補救則前功盡棄可不哀哉

開督脉法

養浩生曰敢問先開何脉

真人曰先開督脉督脉在脊起尾閭歷夾脊玉枕分兩邊上風府入泥丸循兩目下鼻兩邊而終於人中皆脊之督也此脉在脊骨外兩傍邊左右各有脉未用

功前爲後天精髓所壅塞一加真息通透則壅塞自開關竅自闢故左脉開則左耳先有響聲右脉開則右耳先有響聲此脉先開尾閭開時其下甚熱玉柄崛起急須着意引上此關倘稟來氣弱不得上者於一用功時淫水即洩可用大拇指掩住督脉以右食指掩住玉枕提氣三十六口再用意導引三四十遍

自然得升如再不過去即離座起身兩足並立雙手握固躬自俛手如揖狀輕輕擺尾三十六數搖動其氣雖七十不老翁亦能通透

開夾脊關法

養浩生曰敢問次開何關

真人曰次開夾脊關此關在脊第十八椎骨開時下有熱氣漸漸聲急宜用意導

引以度此関倘稟来氣弱不得上者此處疼痛如打傷狀可閉息用息三上一上引之自然過去再如不過去便離座丁字立定左拳直舉出恭身右手叉腰如武士挽弓往来摇動三十六數不二三日自然過去

開玉枕関法

養浩生曰敢問次開何関

真人曰次開玉枕關背後第一大椎開時不覺熱氣衮衮而上始而茶鳴再如松濤久則雷吼急宜用意導引以渡此關倘稟来氣弱不能過此者響聲至此即住可開息用意引上隨吸鼻微俯首以提之自然過去烝既能過是謂補腦還精此小還丹法門

養浩生曰何謂大還丹法門

真人曰大還丹法門者乃炁歸元海也炁歸元海者是謂歸根竅復命關貫尾閭通泥丸故謂之大還丹也

養浩生曰何方方能大還丹

真人曰若要大還丹除非通任脉關此關固易於開然此點真氣氤氲之體本易消化倘一嚥遲則口中空有津液夫津液屬陰陰質不必結陽丹雖積累千日

終屬無用

養浩生曰：然則爲之奈何？

真人曰：急須通透任脉，於嚥津之先用意從喉墜下中宫，如大石墜海一般，竟墜至底，行持數日，覺腹中轆轆然，騰騰然熱，方是任脉通透之驗。

養浩生曰：任脉不知宜開何處？

真人曰：任脉自十二重樓、肺脘、早口皆宜

開之
養浩生曰十二重楼若何
真人曰十二重樓前有辨咽喉法今只用
意墜之數十自然真炁能認正路不趨
旁徑方中歸可定
養浩生曰肺俞若何
真人曰肺俞在重楼下此乃藏炁之海炁
固易歸所處者炁一入此不能即下故

須用意墜下數番方得真炁下行如送
炁時膈不作噎不必拘此
養浩生曰早口若何
真人曰在心系下其竅甚微倘嚥送之時
不知斟酌惟求急送止如瓶口不能多
受勢必旁溢法宜於開十二重樓時細
細嚥津微微納炁習演久久至開早口
自免旁溢點點皆入中宮也此開任脉

督脉法更無餘蘊矣但開関後最忌者遠行勞碌一犯此弊炁上下時必差三四百息則耗無數真炁此其驗也子其戒之

引炁入四肢法

養浩生曰敢問引炁入四肢法

真人曰此炁既透任督二脈如水能入海雖溝渠溪澗亦必灌溉之所以必引入

四肢百脉也
養浩生曰先當引何脉
真人曰先須引四肢用兩拳各分左右下
垂如揖直至脚面徐徐引起如提重物
存此炁自足底湧泉穴漸漸隨手提起
以至平身以兩拳直伸至頂上使手足
三陰之炁從足走胸從胸走手將手一
放又意手足三陽之炁從手走頭從頭

走手從手又至足如此三十六數完則手足三陰三昜之炁自然徹上徹下初雖不覺後自真炁滚滚也所謂四肢如車輪者臻之於此

養浩生曰次宜引何脉

真人曰次宜引委中承山三里三穴委中穴在膝後彎紋中承山穴在足根上八寸三里穴在膝下三寸欲引此脉先將

左膝抵住右之委中，則右之承山自然壓住右之三里，用意從此氣踵而復起，三十六數畢，又以右膝更作。蓋委中能營肚腹之患，承山能堅筋骨，使脉絡通流，遍身輕健，不徒引之而已。

養浩生曰：次宜引何脉？

真人曰：次宜引曲池、肩井二穴。曲池在肘後尖紋盡處，肩井即頂中也。互以手臂

彎轉以左右手交相互抵曲池意領此烝平平着力左右往来牽動手亦隨之更作三十六數次蓋曲池通手之三陽處總交會也

養浩生曰次引何脉

真人曰次宜引風府風池二穴腦後髮際之下陥處為之風府兩関高肉為之風池必以兩手交叉接實風池若首從右

側将右之魚際重風池一按右六更作如左徃来轉轉摇動天柱三十六自然亦能去風痰也

養浩注曰次宜引何脉

真人曰次宜引攢竹聽會二穴攢竹穴在眉尖陷中聽會穴在耳珠陷中以兩食指按定攢竹以兩大指按定聽會意引此炁上下徃来三十六數此引四肢百

脉之法全備於此矣但此數段功俱屬正功中旁功自與諸開関法不同可於功暇時行之

留炁法

養浩生曰敢問留炁之法

真人曰留炁者留此先天至真之炁此炁上與天通未有此形即有此炁関未開時則此炁莫能得入中早関既開時則

此炁自有入路如野禽山獸雖入籠中必不安服法宜於采藥後工夫一完隨閉塞口鼻如中旱一寸三分便宜於一寸四五分外用意旋繞二三十度氣急又調息爲之再加不行遠路不言不酒如護花蕊行住坐臥念兹在兹其中自有一團温熱之氣蘊結於中久久之後自然結像也

消陰還陽進神火法

養浩生曰敢問消陰還陽進神火法

真人曰消陰者非消陰中之陰也乃消陽中之陰也蓋此先天真炁於采嚥時內雜靈液雖靈矣雜收入早終屬有形久必消耗安能成胎法宜於采藥時初則嚥津一遍於虛嚥後住息凝神盡忘四大內存此炁溫然如火結於中宮後嚥

津一遍虛嚥二遍後嚥津一遍虛嚥三遍自然液少炁多胎炁不雜此訣上古真師不肯輕露子其秘之

護陽不散法

養浩生曰敢問護陽不散法

真人曰此功於進火一月方行一次又謂小封固法凡進火一月便不必采藥減食少飡不接人事兀坐如愚默然若痴

心要柔和，氣要安定，不必抵腭，但塞口鼻外除四大，止存中早圓陀陀光燦燦一物，行之久久，自然烝與神住矣。陽自不散，方又采取以圖真積上進。

減便溺，使不洩真法

養浩生曰：敢問減便溺法？

真人曰：便溺雖屬糟粕無用之物，不知多則亦令人真烝從此而洩，但於此時一日止可飲一二勺水不飲更妙然又不可渴而强使之不飲也但以漸而減方不害義至於飯食雖曰充饑止可半飽所以上古祖師云饑中飽飽中饑正謂此一着也飲食既節便溺自減便溺既減真炁自無洩處況此陽炁無形無質一身毛孔皆能洩之便溺之外雖沐浴流汗皆宜謹慎

踵息第五

總論

養浩生曰：敢問踵息之時有何作用？

真人曰：踵息者，深深之意，謂此息藏之極深處也。又真炁路熟，能接踵而歸之中宮也。蓋不止於能住而已，功夫至此，陽炁多而陰質少矣。陽氣既多，不有以烹煉之，則丹自不結，故有文烹武煉法以堅其體既烹煉矣設藥物不多則真體枯槁故有烝烝歸根法所以佐烹煉也當烝烝歸根時設不辨水火則有陰陽差殊之謬故有進水進火二法水火進時不無銖數若無銖数有何稽考故又有交進銖數法此踵息時之合功也

踵息法

養浩生曰敢問踵息之法

真
人曰踵息與住息不同蓋住息也者炁
止知有住處也至於踵息則所住之氣
湥深然藏將有成形之意已能七八千
息也可一坐半晝不知饑渴止宜兩日
采藥一次每月之中一采二養是一月
采藥十次也如該采藥日期便先調氣
息出入柔緩調百息外便舌抵上腭内
不出外不入默運此炁自尾閭以至泥

丸入口化液自能點點降入中宮每降

一點則腹中轆轆然鳴口中香甘無比

腹中温熱異常方養火二日養火則不

必舌抵腭矣但踵厥息内照二日方文

采藥自住息至此增息法皆不可少

文烹武煉法

養浩生曰敢問文烹武煉之法

真人曰夫烹煉者謂烹我之真炁使之老

煉也如養火日先文烹後武煉文烹者意要安閒氣要柔靜四肢若不勝武煉者意要奮揚氣要鼓壯精神要威武行之久久自然神炁相合結而不散

炁炁歸根法

養浩生曰敢問炁炁歸根法

真人曰炁炁歸根者益灌溉法也夫於烹煉之外設無真炁灌溉則藥性大燥而

不潤法宜於踵息時用意此炁循循歸中宮初雖不覺久則其炁一用意引自覺煖炁下歸中極功大至此腹自不饑此炁炁歸根之要訣也

進水法

養浩生曰敢問進水法

真人曰水在人為液然此液非尋常之液蓋出於用功時真炁所化液也乃真水

也此水乃與所留之陽炁原出一本但陽炁太烈此水性潤恐陽炁積多故用此以潤之所以必需之真水也法宜於用功時運此炁自尾閭升泥丸入口化液嚥下中宮次次同一法

進火法

養浩生曰敢問進火法

真人曰火在人為神也此神非思慮之神

亦出於行功時神炁交結之神乃真火也此火乃與真水原同一本但水性雖潤終屬陰物必得此火薰蒸方能化質成炁所以必須真火也法宜於用功時下宜抵腭神運此炁自尾閭升泥丸乾嚥此炁神馭入中宮次次同一法

水火交進銖數法

養浩生曰敢問水火交進銖數法

真人曰大藥原無斤兩止以烝結為期此古師真訣也但藥雖無斤兩然使進水火時不知銖數則兀坐窮年何為底止故初進水火時陽氣大燥法宜多進水次宜水火平進後則火宜多而水宜少矣以一息為累十息為一銖二十四銖為一兩十六兩為一觔如三千八百四十息為一觔三萬八千四百息為十觔

一萬息則得三觔餘水火也如初進時六停進水四停進火中則五停進水五停進火後則六停進火四停進水方得水火平等設積息至一萬息是得三觔水火也如初進時止宜三千三百三十息進水餘時養水候第二日六千六百六十息進火餘時養火餘倣此而行

胎息第六

總論

養浩生曰：敢問胎息之時，有作用否？

真人曰：夫胎息，謂此息已成胎也。所謂長胎住息是也。必住息，然後能長胎。功夫至此，是胎仙已就，所謂男子懷胎是也。此時已將身外有身，惟恐真炁不固，胎嬰有失，故有護胎封固法。設不離封固，終非自然，故有老煉結丹法。既老煉矣

設不成像則聖體不堅故有養丹成像
法然後聖胎日長氣體日固長年駐世
肇之此也
封固法
養浩生曰敢問封固法
真人曰封固者謂封固貯藥之早也此早
既中藏真藥設不封固則所得難償所
失何以結丹此時既能完是一萬三千

五百息數一皆自然而然毫無勉强法宜令學者不必抵腭但一意規中不出不入候此中宮真炁蟠結真神諸脉餘氣上下輪轉四肢撼動置之不知之地久之脉自定氣自停外使伴侶炷香盤初坐三時便擊小銅磬令學者出静四時五時以至十二時皆以漸增不可踰則深恐久定之中有所差失慎之慎之

老煉結丹法

養浩生曰：敢問老煉結丹法。

真人曰：老煉結丹者，恐此丹不老，復反陰也。蓋此丹全憑神炁交結，方成聖胎。自數息以至踵息，都是炁上的工夫；至胎息方纔在神字上着脚。如外丹真鉛既死，方來點死真汞也。畢竟鉛上工夫多也。神字既云纔着脚，便不可息慢，法宜今學者於用功時候存此身化作一圓光⊙中有一點乃平日所積之氣亦不必抵臍上宜不出不入一意規中行之久久真炁自老自然與炁相合爲一不數月即能識未來六通圓頓肇之茲也六通者謂神境通心境通天眼通天耳通他心通風信通也神境通者謂能變能化也心境通者謂靈慧異常能識去

來也天眼通者謂睹大地山河如同一掌也天耳通者謂上天下地禽畜等音皆能聆察也他心通者謂平日未曉皆能曉平日未識皆能識不拘一切文章技巧也夙信通者謂知人前後世事也

養丹成像法

養浩生曰敢問養丹成像法

真人曰按古之祖師有煉五臟神法不知

五臟之炁皆稟中黃所謂土旺四季令既於中黃用許多功夫則中黃靈五臟皆靈也工夫到此宜令學者於用功時內存中央之炁皎若中秋之月圓如方旭之日亦不必抵膀但不出不入久久行之自然湧圓光目生慧炬視夜如日此際但有一分好光景不可生一歡喜心一分魔景界不可生一恐怖見一意

向前不可退悔自躋聖域子其勉之

無胎息第七

總論

養浩生曰敢問無胎息有何作用

真人曰到此地位不可以作用言也自此以前說無作用則聖胎何以成自此以後猶執作用則聖胎何以靈所謂無胎息者不可以胎息言也既不可以胎息

言則此身乃太虛之身此炁乃太虛之炁所謂聖體也此時惟有養大周天火候一着也蓋此丹既能成像猶恐不靈故必運此大周天火候以溫養之則其體自靈而脫凡入聖肇之此也設無此着工夫雖延年千禩亦是窒頭土塊終有敗壞之時子其留心勉之

養大周天火候法

養浩生曰敢問大周天火候是何法則
真人曰大周天火候者非尋常坐法也此
際全賴伴侶扶持方無差失若無伴侶
實難修為法宜擇幽僻人跡罕到去處
依山臨水相視地形無凶煞者創造艸
屋或瓦任意明窗淨几多栽筠竹休得
栽樹恐雀鳥喧嘩擇求雅勤誠道侶五
六人選謹厚無偽僮僕四五人凡飲食

不可用厚味大鹹大辣之物饑寒飽煖
惟要適中靜室用工造如混堂樣開左
右窗厚褥高席學者不必抵腭惟内養
胎息初坐一日添至日半又添至二日
以至三日四日至於七日方爲一周皆
以漸而進不可躐等倘值開靜日伴侶
擊小銅磬三下學者耳邊輕輕擊之自
能醒悟決不可驚惶叫嚷致令學者真

人外逸為害不淺此際最要謹慎不可兒戲全要同心合志伴侶方能無失此坐功一載自能神通變化與天地合德鬼神同體此成真妙竅脩之於茲也子其勤而行之

附女真丹

養滋生曰設婦女修真此法亦宜施之乎

真人曰此法亦宜但女真之修猶有閑經血一法蓋此法自吾祖

諶母元君遞傳以後魏元君傳黃花姑黃花姑傳麻姑麻姑傳咸姑又分一派呂祖傳何仙姑又授王重陽度孫仙姑又授張真奴又分一派簑衣沈真人授金蓮女皆先閑經蓋男精女血雖屬渣滓然先天之炁盡隱此中設後天洩則先

天亦洩所以閉此經路也
養浩生曰敢問閉經之法
真人曰凡女真修煉者亦先照前數息煉
坐坐得身中炁候通了方於經期前一
日子午時行功至半夜子時披衣盤坐
兩手握固抱兩脇候身中升降數次方
用左足跟托住牝户谷道咬牙努目聳
肩着力一提想赤炁二道自子宫起尾

関過三関上泥丸下舌根注两乳如此行之直候身熱方止後用白熟絹帕納入牝户看比前月多少有無再依前功運用以散血氣免致病患不過百日自断矣亦看前月是某日来假如初一日来時待初三日方斬一次第二月再斬一次第三月再斬一次不過三箇月即止矣先月斬尾二月斬腰三月斬頭此

之謂斬赤龍也子其識之

魂漿即蟠桃酒方已見前
二服蒼朮五斤擣爛用布絞汁去楂擇
好茯苓雪白者爲極細末二斤和前汁
如芡實大丸早晚各添三丸不饑不老
按此脾胃家有寒濕滯者服之硃砂
一天門冬膏選白潔淨天門冬十斤先
以水浸去泥次用溫湯泡去皮心然後
用井水五斗桑柴文武火煑至一斗取

起濾浄渣另貯一器又以水二斗漿渣再煑至五升去渣将二次藥汁併熬至如飴糖爲止用磁礶封貯懸井中三日取起每服半酒鐘淡姜湯調下蜜湯亦可此道家服食之一方專治痰火最驗昔人単服此膏生三十子壽百歲